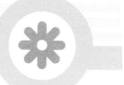

Xiaohua Neijing
Zhuanke Huli

U0236254

消化内镜
专科护理

王青霞 宋 文 颜春英 主编

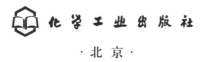

化学工业出版社

·北京·

内容简介

本书由长期从事医疗、消化内镜护理、内镜清洗消毒和护理管理方面的临床工作人员编写。本书全面总结了当今我国消化内镜护理专科要求以及护理管理人员的实践经验，从消化内镜中心工作人员的职责、工作流程以及工作制度，到诊断性消化内镜的护理配合、治疗性消化内镜的护理配合、消化内镜诊疗的健康教育、消化内镜急救以及消化内镜中心质量与管理等，深入浅出，阐述明晰，是较为完整、系统、实用并具指导性的消化内镜专科护士实用手册。本书文、图、表相结合，言简意赅，科学性和实用性强，是消化内镜专科护理工作者的重要参考用书。

图书在版编目（CIP）数据

消化内镜专科护理/王青霞，宋文，颜春英主编.
—北京：化学工业出版社，2022.9
ISBN 978-7-122-41852-4

Ⅰ.①消…　Ⅱ.①王…②宋…③颜…　Ⅲ.①消化
系统疾病-内窥镜检-护理　Ⅳ.①R473.57

中国版本图书馆CIP数据核字（2022）第123726号

责任编辑：戴小玲　　　　　　　　　　　　文字编辑：何　芳
责任校对：宋　玮　　　　　　　　　　　　装帧设计：史利平

出版发行：化学工业出版社（北京市东城区青年湖南街13号　邮政编码100011）
印　　装：河北京平诚乾印刷有限公司
710mm×1000mm　1/16　印张17³/₄　字数400千字　2022年9月北京第1版第1次印刷

购书咨询：010-64518888　　　　　　　　　　售后服务：010-64518899
网　　址：http://www.cip.com.cn
凡购买本书，如有缺损质量问题，本社销售中心负责调换。

定　　价：99.80元　　　　　　　　　　　　版权所有　违者必究

编写人员

主　编： 王青霞　宋　文　颜春英

副主编： 张　玲　占妍琼　匡雪春

编　者： 王青霞　宋　文　颜春英　张　玲　占妍琼
匡雪春　陈丽辉　陈　鹰　程　秀　崔　铮
黄　元　贺雅娜　贺玉麒　胡　彬　姜佳慧
刘　瑶　刘　颖　廖　雯　廖子贤　罗　纯
莫　萍　沈　霞　孙少川　吴　宇　吴秀颖
杨　蕾　于　萌　易　晶　张凌云　张　旺
张　震　张素美　张红岩　聂利君

主　审： 冷爱民　欧阳淼

前·言

消化内镜专科的专业性及技术性都很强，消化内镜专科护士作为消化内镜技术实施中的主要参与者，不仅需要掌握基本理论，更应具备一定的内镜器械操作能力，并且有应对及处置各类突发情况的综合能力。为了进一步推广和规范消化内镜辅助配合技术，促进消化内镜护理专科技术发展，我们组织专家编写了《消化内镜专科护理》一书。

本书结构层次清晰，遵循"实用、科学"的基本原则，系统介绍了消化内镜诊疗技术的理论、操作及管理知识，包括消化内镜护士的工作职责（角色）与流程、各项检查与治疗辅助技术的护理配合流程、消化内镜专科护士培训管理、消化内镜技术的急救处理流程、消化内镜中心质量与管理查检表等，并附有相关的国家技术规范和共识意见，有助于提高消化内镜专科护理技能操作水平、加强专科护士的规范管理。

本书编写团队来自多家医院消化内镜中心的临床护理专家，她们具有丰富的临床实践经验。编者共同讨论、确定编写内容，结合临床需求和专科领域最前沿知识与技能，强调实践操作的实用性。本书适用于医院消化内镜专科护士培训，同时可作为各类各级相关技术培训的指导用书。

本书为第一版，在编写内容及形式方面存在一定的局限性，如有疏漏之处，殷请广大读者及同仁不吝赐教，以求改进和完善！

衷心感谢中南大学湘雅医院岳丽青主任对本书予以的支持和帮助，同时感谢所有编写人员的辛勤劳动。化学工业出版社对本书的出版帮助甚著，在此深表谢意！

编　者
2022 年 6 月

目·录

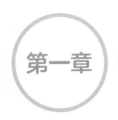

第一章 消化内镜中心工作人员岗位职责

第一节 预约登记人员岗位职责

（1）在科主任、护士长的领导下按照岗位职责完成工作。

（2）严格遵守医院及科室的各项规章制度、工作纪律，遵守考勤制度，按时上下班，不迟到、早退，不旷工、离岗，工作时间不做私事、不玩手机、不做与工作无关的事情。

（3）着装整齐，佩戴服务卡，态度和蔼，服务热情，符合规范的礼仪，实施优质服务。

（4）负责内镜中心各种内镜检查治疗的预约登记，准确安排好序号，检查各种申请单、报告单填写是否正确。

（5）对预约患者进行简单评估及检查相关知识指导，发放预约须知。

（6）接待受检患者，正确评估患者情况，维持候诊区秩序。

（7）加强与诊室医生、护士的沟通，合理安排急诊及特殊患者优先诊疗。

（8）协助诊室完成知情同意书的签订、确认收费、审核发票、遗留报告的发放等工作。

（9）负责接收住院部急诊、手术ERCP申请单，及时排台并通知相关医护人员。

（10）负责接收并核对术中用药，及时查收传送带传送的用物等。

（11）严格按收费标准收费，负责患者费用的清理、核查工作。

（12）每日工作结束后整理台面，收纳归类申请单、报告单，整理当天资料并归档。

（13）每月3号前统计上月工作量并做报表。

（14）定期接受医院、科室的相关知识培训，掌握本岗位安全知识和专业技能，遵守正确操作流程。

（15）工作过程中服从护士长和其他管理人员的临时调配，及时完成临时布置的任务。

第二节　消化内镜中心护士岗位职责

（1）在科主任及护士长的领导下工作，遵守医院各项规章制度，掌握消化内镜专科知识和技能。

（2）认真执行各项消化内镜诊疗规范及技术操作流程，熟练配合医生开展各项内镜检查和治疗操作技术，严防差错事故。

（3）做好诊疗前的准备工作，包括诊室的清洁、各类物品准备、电脑开机、内镜主机及数据采集系统的运转情况，保证诊室按时开台。

（4）做好内镜和附件使用前的检查、准备工作，必须确保检查前室内各种设备和物品准备齐全，性能良好，保证内镜检查和治疗的顺利进行。

（5）检查前严格执行安全核查、双重识别患者身份，诊疗名称再次确认等。

（6）严格执行操作规范和无菌技术，正确配合各项内镜诊疗，严防各类诊疗过程中的内镜损伤。

（7）检查过程中密切观察患者的生命体征，关注患者的感觉、感受。出现病情变化及时报告医生，并积极配合处理，做好护理记录。

（8）确保患者安全，固定好检查床，拉好床栏，严防跌倒、坠床事件发生。

（9）配合医生完成各种内镜的检查和治疗工作，如协助插镜，配合取活检和刷取细胞、摘除息肉、切开乳头、食管静脉注射硬化剂等。

（10）指导进修、实习护士和保洁员工作。

第三节　清洗消毒人员岗位职责

（1）在科主任、护士长的指导下完成工作。

（2）保持内镜清洗消毒室、内镜库环境清洁、整齐，物品放置有序。

（3）负责每天监测消毒液的浓度，按《内镜清洗消毒技术规范》执行，并做好浓度的监测、记录。定期更换浸泡消毒液。

（4）配合医院感染管理中心做好环境卫生学监测和内镜生物学监测、登记工作。

（5）负责内镜及附件等仪器的清洗、消毒，包括可复用附件浸泡消毒、高压灭菌等工作，以确保诊疗操作需要。

（6）做好个人防护，如佩戴护目镜、戴手套、戴口罩、戴帽子、穿防水鞋等。

（7）负责指导、督促清洗室工人的工作。

（8）负责每天消毒室的紫外线消毒工作并做好登记，每季度监测一次紫外线强度并做好登记。

（9）负责内镜清洗消毒机及其他设备的日常保养工作。

（10）每日诊疗结束后负责将内镜吹干并送至镜库，镜库每日通风40min，每周清洁和紫外线消毒一次。

（11）用后物品按《医疗废物管理条例》处理，每日工作结束后做好终末消毒处理，准备好次日物品、器械。

（12）每天负责内镜的消毒登记工作，必须逐项填写，不得遗漏。每月月底汇总后交由上级保管。

（13）检查结束后负责消毒机的清洗并擦干，所有用物每日均应消毒，同时需用消毒剂刷洗清洗槽。

（14）负责每天所用活检钳和非一次性使用附件的清洗、上油工作，干燥后装入特制袋中，由专人送至供应室消毒灭菌。

（15）随时保持消毒室地面、桌面的干爽、无污迹，保持盛装内镜的容器干燥、无污迹。

（16）各种登记本需定位放置、专人保管。及时清领器材、物品，并做到定位存放、定人保管，建立物品消耗登记制度。

（17）建立仪器、设备、内镜登记卡，并负责其保管、维护、维修登记及报废。

（18）定期接受医院、科室的相关知识培训，掌握本岗位安全知识和专业技能，遵守正确操作流程。

（19）工作过程中服从护士长和其他管理人员的临时调配，及时完成临时布置的任务。

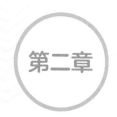

第二章 ▶▶ 消化内镜中心工作人员 工作流程

第一节　预约登记岗位工作流程

（1）每日需提前10～15min到岗开窗（早班人员7：30到岗），保持预约台整齐、清洁、有序。

（2）衣服整齐，挂牌上岗，态度和蔼，微笑服务，规范礼仪，优质护理。

（3）检查抢救车内物品、药品，保持车内清洁整齐，并进行登记、签字。

（4）检查当日申请单，并按检查项目分类放置，加强与诊室医生和护士的沟通，先检查后治疗，合理安排急诊及特殊患者次序，并编写检查号。

（5）对预约患者进行简单评估及检查相关知识的指导，发放预约须知，指导候诊患者查看显示屏等候叫号，部分患者发放检查前药物，按照规定给予术前用药指导。

（6）指导候诊患者检查显示屏等候叫号。

（7）发放鞋套，并护送至准备区交给准备区护士，患者家属及闲杂人员除特殊情况外不得进入准备区及检查室。

（8）正确填写收费单，门诊患者到门诊交费，盖章后方可进行检查及各种治疗。病区患者当日检查治疗结束后，正确填写收费单并督促完成各病区收费记账。

（9）接收住院部急诊、手术等申请单，及时排台并通知相关医护人员。

（10）接收、核对术中用药，及时查收传送带传送的用物，并登记。

（11）检查后宣教，向患者及家属交代注意事项，向做病理学检查的患者交代取病理报告日期并留下详细联络地址、电话，负责通知复查患者。

（12）全部检查治疗结束后，整理工作台面，认真整理、核对当天申请单和报告单，并归档，确定无误后登记检查结果，结算当日收费情况。

第二节　消化内镜护士工作流程

（1）衣着整齐，挂牌上岗。

（2）备齐检查所需物品，如干纱布、无菌水、注射器、灭菌后的活检钳、无菌检查手套及治疗中所需的各种内镜附件等。

（3）做好内镜和附件使用前的检查、准备工作，接好线路，检查光源、影像确定处于可用状态，连接内镜于主机上，开启光源，检查内镜送气、送水是否通畅。

（4）查对申请单，若有胃镜下特殊治疗的患者应准备好特殊器材，如息肉摘除需准备圈套器、高频电、异物钳等，止血患者应准备好止血物品。

（5）了解患者病情及检查适应证和禁忌证，以做到心中有数。

（6）做好心理护理，解除患者紧张情绪，以良好的心理状态接受检查。

（7）协助患者摆好卧位，胃镜一般采用左侧卧位，两腿自然弯曲，取下义齿并妥善保管。

（8）进镜时嘱患者全身放松，头不要后仰，插入后若感恶心可做深呼吸；行肠镜检查者嘱患者脱裤子于臀下，协助患者左侧卧位，屈膝抱胸，并使患者尽可能舒适，注意患者的安全、舒适和保暖。

（9）检查时要密切观察患者的反应，关注患者有无恶心、腹痛等不适，对危重症高血压病、心肺功能不全患者应时刻注意其病情变化，及时提醒诊疗医生有关患者病情，出现病情变化及时报告医生，并积极配合处理，做好护理记录，必要时备齐抢救用物。

（10）严格执行操作规范和无菌技术，正确配合各项内镜诊疗，严防各类诊疗过程中内镜损伤。特别是胃镜诊疗过程中注意固定口垫，嘱患者咬住口圈，不要吐出，以防咬坏镜身，口水应自然流出，不要吞咽以防误吸。

（11）配合医生完成各种内镜的检查和治疗工作，如协助插镜；配合取活检和刷取细胞、摘除息肉、切开乳头、食管胃底曲张静脉注射硬化剂等。

（12）取活检、电切等镜下治疗需另收费的，要打印收费单。按收费标准填写收费单据。

（13）无痛胃肠镜诊疗过程中，协助麻醉师观察患者心率、心律、呼吸及血氧饱和度等生命体征，观察患者复苏情况。

（14）确保患者安全，固定好检查床，拉好床栏，严防跌倒、坠床事件发生，诊疗结束后搀扶患者下床，特别是无痛内镜诊疗患者，需搀扶患者出诊室并交到家属手中或扶至休息区。行全麻下小肠镜诊疗及时间较长的内镜手术治疗患者，需将患者与检查床一起推出诊室，与家属一起安全过床，并详细交代注意事项，严防麻醉后坠床、跌倒等意外发生。

（15）规范收集病理标本并正确固定、封装、标记，与患者或家属当面核对并签名确认后交接，并详细交代注意事项。

（16）检查、治疗完毕后向患者及家属交代检查后及术后注意事项如饮食、活动等，无痛内镜当日不能开车及进行高空作业。

（17）诊疗结束后，按规范进行床旁预处理，及时整理床单位，为下一位患者做好准备。

（18）将内镜运送至洗消室并按要求做好登记，治疗后的内镜需严格与洗消工作人员交接，要求立即测漏并及时反馈。特殊仪器的使用要做好登记。

（19）做好室内清洁卫生工作，按规范分类处理垃圾。

（20）补充第二天诊疗所需物品，按要求处置气水瓶、湿化瓶等，关闭诊疗间电器电源，做好诊室内仪器设备运行情况的登记工作，做好诊室空气消毒。

第三节　清洁消毒岗位工作流程

（1）严格遵守医院及科室的各项规章制度、工作纪律，遵守考勤制度，按时上下班，不旷工，不迟到、早退，每日需提前 15 ～ 20min 上班。

（2）戴口罩、帽子、护目镜、手套，穿防水服和防水鞋，按照规范要求做好个人防护。

（3）检查水、电、排风系统及消毒槽和内镜洗消机的工作状态，备齐当天清洗、消毒的物品。

（4）开启追溯系统，消毒处理当日使用的内镜，以保证 8 时开始各项检查治疗工作。

（5）准备好消毒液及维修器械工具，如包装袋等。对使用的器材认真登记后进行清洗：先泡入 2% 戊二醛液内 10 ～ 15min，然后用注射用水冲洗干净，吸干，再进行修整，确保能正常使用，最后装入透气塑料袋，准备环氧乙烷气体消毒。

（6）环氧乙烷消毒应严格按照操作规定执行，每次消毒必须做枯草干菌培养，以确保附件的无菌状态。消毒物品分类后交于 ERCP 巡回护士保管并一起清点。

（7）按要求配制消毒液，每日定时检测消毒液的有效浓度，若不符合标准应及时更换，检查并及时添加内镜洗消机的酶液、酒精及消毒液，做好消毒液浓度监测及使用登记。

（8）严格按照内镜清洗消毒规范清洗内镜、内镜附件及治疗器械，按规范操作内镜洗消机。

（9）每日需认真登记：进入洗消室的器材和送出洗消室的器材应数目一致，报废器材认真登记并及时补充，以保证检查治疗工作正常运转。

（10）每日工作结束后用 500mg/L 的含氯消毒液浸泡擦拭消毒槽，用消毒纸巾擦拭内镜洗消机槽，并做好登记。

（11）保持洗消室清洁整齐、物品放置有序。下班前对各部位检查一遍，该上锁部位上锁，确保安全后方可离开。

（12）每日工作结束后关闭追溯系统、电源、水源，清点内镜，锁好储镜室。每周用消毒湿纸巾对储镜室镜橱、干燥台面、转运车等擦拭消毒，定期对天花板、窗户、墙面、地面进行清洁，并做好相应登记。

（13）配合医院感染管理部门做好环境卫生学监测和软式内镜生物学监测、登记工作。

（14）建立仪器、设备、软式内镜登记卡，并负责其保管、维护、维修登记及报废。

（15）负责消毒灭菌剂（如戊二醛、邻苯二甲醛、过氧乙酸、多酶液）使用后包装瓶的登记与相关部门回收交接，可追溯。

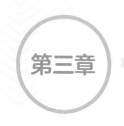

第三章 ▶▶ 消化内镜中心护理工作制度

第一节　消化内镜中心工作制度

（1）进入内镜中心的工作人员和参观人员需佩戴一次性医用外科口罩、医用工作帽，更换内镜中心工作服、专用鞋，工作人员外出时需穿外出服、外出鞋。

（2）工作人员应严肃认真，有高度责任感，不得在室内闲谈，对患者关心体贴、轻言细语。检查前应耐心解释，解除患者紧张、恐惧情绪。

（3）实行24h值班制，一线班应保持手机通畅，做到随呼随到，不得私自换班。

（4）保持环境安静、整洁，温度保持在20～24℃，相对湿度保持在55%～65%，定期对诊疗室内空气和无菌物品进行细菌采样培养。

（5）备齐各种急救药品、器械及设备，并固定位置。专人负责保管，定期检查并补充，同时保证性能良好。

（6）工作人员必须严格执行消毒隔离制度及无菌操作规程，每天有专人负责督查，严格把好消毒灭菌质量关。

（7）严格执行三查八对制度，杜绝一切差错事故的发生，确保诊疗安全。

（8）留取的病理标本要妥善处理，标本瓶外写清患者姓名、性别、年龄及标本名称和数量，及时正确交接，做到准确无误。

（9）工作人员不得擅自离开岗位，严格执行工作制度，履行岗位职责，做到既要分工明确，又要协调合作。

（10）工作中必须严格遵守各项操作规程，爱护科室的一切仪器设备，做到定期检查，定期保养检测，及时维修。

（11）诊疗前应取下活动性义齿、金属饰物等物品，交患者或家属妥善保管。

（12）做好环境清洁卫生工作，每天用含氯消毒液拖地，用含氯消毒湿巾擦拭仪器和台面。诊室内定时进行空气消毒。

（13）诊室内所有仪器设备和物品必须保证整洁、定位放置，不随意移动。

（14）下班前必须关好水、电及空调，锁好门窗，做好防火、防盗工作。

（15）外来人员及患者家属不能随意进入工作区域。

第二节　消化内镜中心护理安全管理制度

（1）落实安全服务意识，严格遵守医疗卫生法律、行政法规、医院规章制度和护理规范等。

（2）护理工作中认真执行各项操作流程，严格执行各项诊疗规范。

（3）检查前严格执行查对流程，双身份识别患者姓名、出生年月、检查项目，并与患者或家属确认，确保诊疗无误。

（4）尊重患者知情同意权，使用患者能够理解的语言，将诊疗、麻醉等同意书的条款及风险等告知患者及家属，及时解答其疑问，避免对患者产生不利后果，并于检查或治疗前履行患者知情同意签字程序。

（5）正确采集患者病理标本，双人核对患者姓名、部位、数量与病理申请单和诊疗报告无误后交至患者或家属，并签名确认。

（6）严格药品管理，定期检查、核对，确保质量合格、数量准确，特殊药品有醒目标识，抢救车由专人负责管理。

（7）医疗仪器设备有操作规程及维修保养记录，氧气、吸引等设备有醒目标识。

（8）严格执行消毒隔离制度，做好一次性医疗用品的规范管理。

（9）严格坚守工作岗位，注意防火、防盗、防滑，防止患者坠床、跌倒等安全事件发生，维护患者的人身和财产安全。夜间及节假日值班时，应巡视水电、仪器、管道、门窗等的安全情况，确保断水断电，锁好门窗。

（10）发生或发现护理不良事件，应立即向护士长报告，由护士长及时向科室主任及医院相关职能部门报告，并立即进行调查、核实及处理。

（11）科主任、护士长定期检查科室的安全管理工作，对安全隐患进行分析整改，不断提高护理安全管理，确保患者安全。

第三节　消化内镜中心质量管理制度

（1）建立健全岗位职责、清洗消毒操作规程、监测、职业防护和突发事件的应急预案。

（2）落实岗位培训，将内镜洗消专业知识与相关院感防控知识纳入人才继续教育计划。

（3）发生可疑内镜相关感染时，组织相关部门进行调查，及时分析，提出改进措施。

（4）保障水、电、压缩空气质量，定期进行设施、管道的维护和检修。

（5）内镜室应设立办公室、患者候诊区、诊疗室、清洗消毒室、内镜与附件储存柜、耗材仓库等，面积与工作需要相匹配。

（6）根据开展的内镜诊疗项目设置相应的诊疗室。

（7）软式内镜及附件数量应与诊疗工作量相匹配。

（8）配备手卫生装置，配备口罩、帽子、手套、鞋套、护目镜或防护面罩、隔离衣、防护衣等。工作人员进行内镜诊疗或清洗消毒时，应遵循 WS 507—2016 的要求做好个人防护，穿戴必要的防护用品。

（9）内镜清洗消毒室应独立设置，保持通风良好，清洗消毒流程应做到由污到洁。

第四节　消化内镜中心护士工作制度

（1）在护士长领导下和上级护士的指导下进行各项工作。

（2）严格执行诊疗技术操作规范，严格执行消毒隔离规范，及时认真完成各项诊疗护理配合，防止差错事故发生。

（3）服从护士长的安排，认真学习和遵守各项规章制度，不迟到、早退，若遇特殊情况必须提前向护士长请假。

（4）精心爱护仪器设备，杜绝人为的仪器损坏（如不慎将消化内镜镜头、镜身落地致损坏，未加防水盖放入水中而损坏仪器等）。

（5）由护士长负责检查每日工作情况，内容包括：诊疗护理配合规范、无菌操作、消毒隔离、手卫生、患者的安全管理、垃圾正确分类、诊室环境卫生、合理收费、患者满意度、护士素质、护理服务态度、沟通能力等。

（6）按照工作计划定期组织护理人员业务学习（每月不少于一次）、专题讲座，提高理论水平。每周进行一次工作汇报，遇到技术难度大的治疗，共同讨论、共同学习，不断提高消化内镜护理配合能力。

（7）择优选送人员外出参加各类学习班及学术活动，不断进行知识更新。

（8）至少每半年进行理论考试、技术操作考核各一次。

（9）每年定期举行相关应急预案演练。

（10）工作时间不允许玩手机，不在患者面前大声议论病情。

（11）对患者及家属态度和蔼，轻言细语，并注意保护患者隐私，体现人文关怀。

第五节 消化内镜中心急诊值班制度

（1）负责夜间及节假日急诊患者内镜检查及护理。

（2）服从总值班、护士长安排，接到通知后 30min 内赶到内镜中心。

（3）急诊值班可按周期排班，符合值班要求的人员轮流值班，根据实际情况调整，值班人员保持手机 24h 通畅。

（4）急诊值班时间如有特殊情况不能到位必须提前告知护士长并找人替换。

（5）急诊值班人员出诊时间超过零点，第二天可以晚到岗，但需告知护士长。

（6）严格做好查对制度，保证医疗、护理安全。

（7）掌握急诊内镜护理常规，掌握相关应急预案及处理流程。

（8）严格按照急诊内镜诊疗护理制度进行工作，患者资料正确输入电脑，正确收取相关费用。

（9）使用后内镜及附件及时清洗、消毒、登记与储存，离开科室前关好门、窗、水、电，确保科室财产安全。

第六节 消化内镜中心消毒隔离制度

（1）从事内镜诊疗和内镜清洗消毒工作的医务人员，应当具备内镜清洗消毒方面的知识，接受相关的医院感染管理知识培训，严格遵守有关规章制度。

（2）内镜的清洗消毒应当与内镜的诊疗工作分开进行，设单独的清洗消毒室和内镜诊疗室，清洗消毒室应当保证通风良好。

（3）上消化道与下消化道内镜的诊疗工作应分室进行，因条件限制确实不能分室进行的，应当分时间段进行，且其清洗、消毒设备应当分开。

（4）灭菌内镜的诊疗应当在达到手术标准的区域内进行，并按照手术区域的要求进行管理。

（5）无菌物品与非无菌物品必须分类放置，标识清晰，必须有消毒日期和失效期，定期对无菌物品进行抽样细菌培养。

（6）进入诊疗室的工作人员需穿专用的衣服、鞋、帽，戴口罩，外出时要穿外出服、帽、鞋。

（7）严格执行洗手制度及无菌操作规程，按要求及时洗手和更换手套，垃圾正确分类处理，并注意保持垃圾桶的密闭。

（8）内镜使用后正确床旁预处理，按要求转运车转运。

（9）每天诊疗结束后，用含氯消毒液拖地，用含氯消毒湿巾擦拭仪器设备、电脑桌、治疗车及所有物品的表面，并进行空气消毒，定期进行物体表面和空气细菌培养。

（10）洗消工作人员清洗消毒内镜时，必须穿戴必要的防护用品，包括工作服、防渗透围裙、口罩、帽子、手套等。

（11）洗消工作人员必须严格按照操作程序对内镜进行清洁、消毒、灭菌处理。

（12）内镜与附件的数量应当与医院规模和接诊患者数相匹配，以保证所用器械在使用前能达到相应的消毒、灭菌合格的要求，保障患者安全。

（13）内镜及附件用后应当立即清洗、消毒或者灭菌。

（14）禁止使用非流动水对内镜进行清洗。

（15）做好内镜清洗消毒的登记工作，登记内容包括：患者姓名、使用内镜的编号、清洗时间、消毒时间以及操作人员姓名等事项。

（16）消毒剂浓度必须每日定时监测并做好记录，如低于有效浓度应及时更换，以保证消毒效果。

（17）消毒后的内镜应当每季度进行生物学监测并做好监测记录。灭菌后的内镜应当每月进行生物学监测并做好监测记录。

第七节　消化内镜中心仪器管理制度

（1）内镜中心计算机网络为储存内镜资料专用，不得使用其他应用软件，以防病毒感染，保障网络安全。

（2）内镜中心网络统一由医院网络中心负责管理，内镜中心配备专人负责，如有任何需求及时联系求助，及时处理。

（3）内镜资料入库前，必须保证其各项信息的准确性。

（4）当资料录入错误时，应及时报告、及时修改。

（5）每件贵重仪器设备应建立档案，包括领用日期、型号、价格、使用情况、损坏原因、维修情况、报废日期等。

（6）定期请专业人员对仪器设备进行保养、检测。对检测存在的问题，做好记录，并及时给予上报及处理。确保使用性能良好。

（7）定期进行全科人员培训考核，要求熟练掌握各种仪器设备的操作程序、安全注意事项和基本处理、保养的常识。

（8）新引进仪器设备在使用前必须经过培训学习，熟练掌握，考核合格后才能正式使用。考核不合格或外来实习进修人员不能单独操作。

（9）仪器设备出现故障时，应及时报告设备科维修组。仪器设备维修必须进行登记，填好仪器设备维修单。

（10）各种仪器出入、报废必须做好登记，以保证检查、治疗顺利进行。

（11）内镜中心所有仪器设备未经允许进修生一律不准动用。

（12）内镜中心的仪器设备严禁外借。

（13）内镜中心仪器设专人管理，定期检查、保养，定位放置。

（14）未经培训擅自操作或有章不循造成仪器设备故障或医疗事故者，责任自负，按医院有关规定处理。

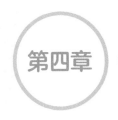

第四章 ▶▶ 诊断性消化内镜的护理配合

第一节 电子胃镜检查

一、术前准备

（一）用物准备

1. 常规用物

口垫、50mL 注射器、纱布、灭菌用水、生理盐水、去甲肾上腺素、治疗碗、过滤纸、镊子、病理标本瓶、床侧预处理用物（擦拭巾、酶洁液）、橡胶手套、一次性中单、胶布、棉签、卫生纸、祛泡剂、祛黏液剂、咽喉麻醉药。

2. 设备及附件

胃镜、内镜工作站、心电监护仪、氧气装置、负压吸引装置、吸痰管、活检钳、透明帽、圈套器、注射针、止血夹等。

（二）患者准备

（1）核对患者基本信息及检查项目。

（2）再次评估患者情况，确认空腹 8 ～ 12h。测血压、脉搏、呼吸，发现异常及时通知医师进行处理，如有义齿，应在检查前取下，以防脱落发生窒息。

（3）检查前服用祛黏液剂及祛泡剂，两种药间隔 5min，服药后 15 ～ 20min 再检查，效果较好。

（4）向患者说明检查目的和大致过程，并交代术中注意事项，解除患者焦虑和恐惧，取得合作。

（5）检查时患者采取屈膝左侧卧位（图 4-1-1），头部垫适宜的枕头，解松领扣和裤带，使头略向后仰，使咽喉部与食管成一直线。

（6）枕下垫一次性垫巾，可在口侧放置弯盘，以承接口腔流出的唾液或呕吐物。

（7）注意保护患者隐私，遮挡患者隐私部位，注意保暖。

（8）麻醉后的患者，要注意防坠床。

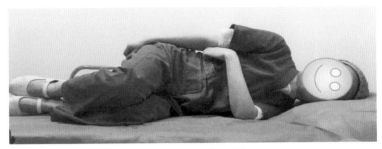

图 4-1-1 胃镜检查体位

二、术中配合

（1）嘱患者含口垫并轻轻咬住，行普通胃镜检查时，护士站在患者身后，用手固定口垫，检查床沿，嘱患者用鼻深呼吸，头不能动，全身肌肉放松，胃镜经过口垫进入口腔，当插入舌根部至食管入口时，嘱患者做吞咽动作，胃镜可顺利通过咽部。在插镜过程中若有阻力，不能强行插管，可让患者休息片刻，然后再借吞咽动作将镜端部送入。做无痛胃镜患者应给予心电监护及吸氧。

（2）术中护士需观察患者一般情况，给予必要的安慰，嘱其调整呼吸，以免影响观察。在插镜过程中密切观察患者的呼吸、面色等情况，同时不断向患者做简单解释，指导其深呼吸，不能咽下口水，让其自然流出。

（3）需做活检者，使用活检钳要稳、准、轻巧、小心地钳取病灶组织，放入10%甲醛（福尔马林）溶液中固定，标本信息双人核对，并做好登记，及时送检。炎症严重者，可做幽门螺杆菌（HP）检测。

三、术后护理

（1）普通胃镜术后，协助患者下诊疗床，使其安全离开诊室。麻醉胃镜术后协助麻醉医生一同将患者护送至麻醉复苏室苏醒。

（2）术后无特殊情况，指导患者1h后进食、进水或遵医嘱。若活检者，则需2h后才能进食温凉流质食物，以减少对胃黏膜创伤面的摩擦。

（3）术后可能出现咽喉部不适或疼痛，或出现声音嘶哑，告知患者在短时间内会有好转，不必紧张，可用淡盐水含漱或用喉片含服。

（4）注意观察患者生命体征，有无心率、血压、血氧饱和度改变等，发现异常立即报告医生，以做及时有效的处理。

（5）彻底清洗、消毒内镜及有关器械，避免交叉感染。

（6）内镜和器械应妥善保存，以延长使用时间。

第二节 电子结肠镜检查

一、术前准备

（一）用物准备

1. 常规用物

润滑剂、50mL 注射器、纱布、灭菌用水、生理盐水、去甲肾上腺素、治疗碗、过滤纸、镊子、病理标本瓶、床侧预处理用物（擦拭巾、酶洁液）、橡胶手套、一次性中单、胶布、棉签、卫生纸、祛泡剂、肠镜检查裤（开裆裤）。

2. 设备及附件

肠镜、内镜工作站、心电监护仪、氧气装置、负压吸引装置、吸痰管、活检钳、透明帽、圈套器、注射针、止血夹等。

（二）患者准备

1. 饮食准备

在检查前 1 天进食无渣半流质食物（粥、蒸蛋等），禁食茎叶类蔬菜，并在检查当日禁食 4 ～ 6h。

2. 肠道准备

选择一种清肠效果好、对身体干扰小及适应范围广的泻药。对于便秘及结肠较长者来说，根据排便情况在检查前一晚适当地加用缓泻药或检查当日追加口服一次泻药。为了判断肠腔的清洁状态是否适宜高质量的内镜检查，由工作人员（或指导患者及家属）观察大便，可将肠道清洁度做成卡片以供患者取用，这样可有效地保证电子结肠镜检查时肠道的清洁度。

二、术中配合

（1）核对患者基本信息及检查项目。

（2）再次评估患者肠道准备及禁食、禁饮情况。

（3）做无痛肠镜患者给予心电监测及吸氧，发现异常及时通知医师进行处理。

（4）向患者说明检查目的和大致过程，并交代术中注意事项，解除患者焦虑和恐惧，取得合作。指导患者练习深呼吸，防止或减少腹胀、腹痛、恶心等不适反应。

（5）检查时患者采取屈膝左侧卧位（图 4-2-1），头部垫适宜的枕头，解松领扣和裤带，减少脊柱前凸度。

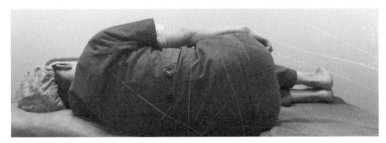

图 4-2-1　肠镜检查体位

（6）检查床上垫一次性中单于被检查者腰部以下，以防粪水污染检查床，每例检查后均应更换干净中单。

（7）注意保护患者隐私，遮挡患者隐私部位，注意保暖。

（8）进镜之前行直肠指诊涂润滑剂，双人肠镜遵循"循腔进镜"，普通患者指导术中深呼吸，切勿乱动身体，减少腹胀、腹痛等情况，进镜过程中观察患者生命体征，必要时建立静脉通道。

（9）必要时辅助手法帮助进镜，由助手按压患者腹壁，在通过脾区时，减轻乙状结肠的弯曲，就需要向盆腔的方向按压右下腹部。如果患者的横结肠向下方伸展，就应该从脐下部向上方推压。通过肝区时，常采取按压脐部的方式防止横结肠下垂，也可从外侧按压右季肋部。进镜困难时可变换体位（图 4-2-2），患者采取右侧卧位或左侧卧位时，采用自下向上托举式地按压腹壁。采用按压法时，应该伸开五指，使手掌尽可能大面积地接触按压部位，参照手掌所感知的鼓起的内镜情况，寻找有效果的按压部位。助手应仔细观察内镜画面，自己判断按压是否有效，如果没有产生效果，就应该稍微改变按压部位。

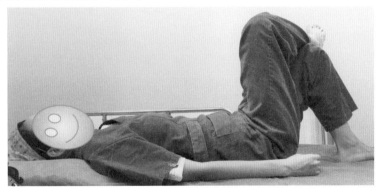

图 4-2-2　肠镜检查变换体位

（10）对于麻醉患者，要注意防坠床。

（11）需做活检者，使用活检钳要稳、准、轻巧、小心地钳取病灶组织，放入10% 甲醛（福尔马林）溶液中固定，标本信息双人核对，并做好登记，及时送检。

三、术后护理

（1）检查完毕后应帮助患者擦净肛门周围粪水及润滑剂，穿好裤子。普通肠镜术后，协助患者下诊疗床，使其安全离开诊室。麻醉肠镜术后协助麻醉医生一同将患者护送至麻醉复苏室苏醒。

（2）术后无特殊情况，指导患者1h后进食、进水或遵医嘱。

（3）询问患者腹胀、腹痛及排便情况，如患者主诉腹胀明显，做好解释工作，鼓励患者多做蹲厕动作，必要时进行内镜下吸气，以缓解患者的痛苦。

（4）注意观察患者生命体征，有无心率、血压、血氧饱和度改变等，发现异常立即报告医生，以做及时有效的处理。

（5）彻底清洗、消毒内镜及有关器械，避免交叉感染。

（6）内镜和器械应妥善保存，以延长使用时间。

第三节　小肠镜检查

一、术前准备

（一）用物准备

1. 常规用物

润滑剂、50mL注射器、纱布、灭菌用水、生理盐水、去甲肾上腺素、治疗碗、过滤纸、镊子、病理标本瓶、床侧预处理用物（擦拭巾、酶洁液）、橡胶手套、一次性中单、胶布、棉签、卫生纸、祛泡剂、肠镜检查裤（开裆裤）。

2. 设备及附件

小肠镜、内镜工作站、心电监护仪、氧气装置、负压吸引装置、气泵、外套管、吸痰管、活检钳、透明帽、圈套器、注射针、止血夹等。见图4-3-1、图4-3-2。

3. 小肠气囊及外套管的安装

（1）双气囊小肠镜气囊及外套管的安装（图4-3-3）　在外套管的注水通道注入10～20mL水以减少外套管与镜身之间的摩擦；将外套管套于镜身上，然后将气囊套于内镜头端，用橡胶圈将气囊的两端固定，注意勿将内镜头端的注气孔覆盖，否则气囊不能充盈；用专用软管将外套管和内镜的气囊管道分别与气泵相连；检查气泵注气、放气情况，确认气泵使用状态正常后，按压控制面板上的内镜气囊及外套管气囊的充气/放气键，使气囊充气，检查气囊是否能够正常充盈；随后将充盈的气囊浸没在水中，检查气囊是否漏气；确认气囊完好可以使用后，将气囊中的气体排空。

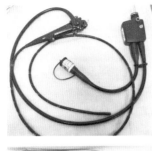
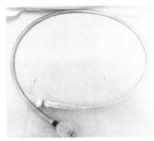
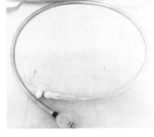

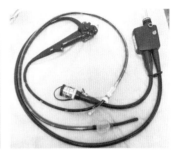

图 4-3-1　小肠镜及小肠镜　　　　图 4-3-2　小肠镜设备及附件　　　　图 4-3-3　双气囊小肠镜气囊及
　　　　　外套管　　　　　　　　　　　　　　　　　　　　　　　　　　　　　　外套管的安装

（2）单气囊小肠镜气囊及外套管的安装　在外套管内注入 10mL 生理盐水润滑外套管腔，套入小肠镜身后，检查小肠镜能否在外套管中自由进出，连接气泵，将外套管气囊充气，并置入水中检查气囊是否漏气，确认气囊完好可以使用后，将气囊中的气体排空。

（二）患者准备

1. 饮食准备

在检查前 1 天进食无渣半流质食物（粥、蒸蛋等），禁食茎叶类蔬菜，并在检查当日禁食、禁水 4～6h。

2. 肠道准备

经口进镜检查者仅需术前禁食、禁水 12h 即可。经肛进镜，肠道准备的方法与结肠镜检查时的肠道清洁基本相同。如患者不能耐受禁食，为避免发生低血糖可于检查前 4～6h 食用少量糖水。便秘患者，建议先吃 2 天流质后再服用肠道清洁剂进行肠道准备。

二、术中配合

（1）核对患者基本信息及检查项目。再次评估者肠道准备及禁食、禁饮情况。

（2）协助患者取下义齿，咬好口垫并妥善固定。行全麻者，需气管插管，给予心电监测及吸氧，发现异常及时通知医师进行处理。

（3）向患者说明检查目的和大致过程，并交代术中注意事项，解除患者焦虑和恐惧，取得合作。指导患者练习深呼吸，防止或减少腹胀、腹痛、恶心等不适反应。

（4）检查时患者采取屈膝左侧卧位，头部垫适宜的枕头，解松领扣和裤带。

（5）更换检查服，检查床上垫一次性中单于被检查者腰部以下，以防粪水污染检查床。

（6）注意保护患者隐私，遮挡患者隐私部位，注意保暖。

（7）双气囊小肠镜操作配合　需由 1 名医师和 2 名护士共同完成。1 名护士负责推送外套管，另外 1 名护士负责观察患者的情况及台下巡回。开始进镜时，两个气囊均不注气。当进镜 50cm 左右即内镜镜身全部插入外套管时，术者将内镜头端气囊充气以固定肠管。接着护士沿镜身将外套管推入约 50cm，然后术者将外套管的气囊注气以固定肠管，将镜身及外套管同时外拉使肠管缩短，再将镜身前端气囊的气体抽出并继续向前插入内镜。在插镜过程中，护士右手扶稳并固定接近操作部的外套管头端，左手固定接近患者口腔或肛门部的外套管，两手用力外展，使外套管基本成一直线，以方便术者进镜。待内镜镜身再次全部插入外套管时，重复上述步骤，同时结合勾拉等技巧，将肠管依次套叠在外套管上使肠管短缩，使内镜向深部小肠推进，直至发现病变为止。进镜时边进边仔细观察肠黏膜，防止遗漏病灶。对于需要全小肠检查者，可在第一次检查时内镜插入的肠腔最深部进行染色剂定位，以便于第二次从反方向进镜时能够找到第一次内镜到达的部位，继而实现全小肠的检查。插镜过程中观察患者生命体征，必要时建立静脉通道。

（8）单气囊小肠镜操作配合　需由医生、护士各 1 名共同操作。医生负责控制内镜的旋钮，护士在医生的左侧扶持镜身协助进镜。进镜时，内镜前端及外套管先端插至十二指肠水平段（经口腔侧）或回肠末端时（经肛门侧），在内镜不能再前进时，将内镜前端弯曲勾住肠管，护士将外套管沿着内镜滑至内镜前端，随后术者将外套管气囊充气，然后将外圈管及镜身缓慢外拉使肠管短缩。待肠管充分套叠于镜身后，将内镜镜身缓慢向前插入，如此反复重复上述操作，使内镜缓慢向小肠深部推进。退镜步骤相反。对于需要全小肠检查者，可在第一次检查时内镜插入肠腔最深部进行染色剂定位，以便于第二次从反方向进镜时能够找到第一次内镜到达的部位，继而实现全小肠镜的检查。

（9）活检或实施治疗配合　小肠镜进镜深、弯度大、镜身柔软、管腔较小，小肠镜的活检钳及其他附件也比胃镜、肠镜活检钳长且细，要准确钳取病灶绝非易事，故不仅需要医护密切配合，还要做到眼疾手快。在小肠镜检查中，活检钳或其他附件送入后，由于插入的附件把镜身相对拉直了，而这时很难用旋钮再把病灶放于视野中间，且由于弯度大，活检钳等附件到达目标部位后也常常发生难以张开的情况，致使操作更加困难。因此，在小肠镜活检及治疗中医护应密切配合，抓住瞬间机会，钳取组织或实施治疗。

（10）术中配合注意事项

① 因双气囊小肠镜外套管和镜身长度相差 55cm，因此进外套管时不能超过镜身的 155cm 刻度（有的小肠镜镜身上有一白色标识）；单气囊小肠镜相差 60cm 左右，进外套管时不能超过镜身的 150cm 刻度。

② 在操作过程中，护士要保持体外的镜身始终处于直线状态，以便于医师操作。

③ 始终保持外套管和镜身之间的润滑，必要时可从外套管的注水通道注入生理盐水。

④ 当内镜向深部插入困难时，护士协助患者变换体位，或通过按压患者腹部，配合医生回拉镜身，反复将肠腔套叠在内镜上，减少肠襻形成。

⑤ 检查过程中应严密观察患者病情变化，尤其是经肛门检查的患者术中多数会出现腹胀、腹痛，护士应适时地进行安慰，必要时根据医嘱给予药物。

⑥ 对于实施无痛诊疗（即在全身麻醉状态下实施小肠镜检查）的患者，需严密观察生命体征，检查中持续吸氧，及时清理患者的口咽分泌物，保持呼吸道通畅。全程监护血氧饱和度、呼吸、脉搏、血压的变化。

三、术后护理

（1）检查完毕后应帮助患者擦净肛门周围粪水及润滑剂，穿好裤子。术后协助麻醉医生一同将患者护送至麻醉复苏室苏醒。

（2）经口检查者，外套管反复摩擦咽喉，出现咽喉疼痛，一般不需特殊处理，如无特殊治疗要求，术后 1h 可进食，且以进食清淡、温凉、半流质食物 1 天为宜，忌食过热、刺激性及粗糙食物，以免引起咽喉部出血。次日饮食照常。

（3）经肛门检查者，术后可能会出现轻微腹胀，个别患者会出现腹痛，护士应适时地进行安慰，嘱患者行走，指导或协助患者进行腹部顺时针按摩，以促进排气，告知患者排气后腹胀、腹痛情况会逐步改善；如腹胀、腹痛症状持续不缓解甚至有加重倾向，需告知术者及时处理。如无特殊情况，可正常饮食或遵医嘱进食。

（4）注意观察患者生命体征，有无心率、血压、血氧饱和度改变等，发现异常立即报告医生，以做及时有效的处理。

（5）彻底清洗消毒内镜及有关器械，避免交叉感染。

（6）内镜和器械应妥善保存，以延长使用时间。

第四节 胶囊内镜检查

一、术前准备

（一）用物准备

磁控胶囊（图 4-4-1）、图像记录仪、检查服、饮用水、水杯、吸管、一次性手套、祛泡剂、一次性中单、卫生纸。

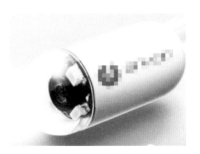

图 4-4-1 磁控胶囊

（二）仪器准备

（1）查看检查服（图 4-4-2）电量是否充足。查看检查服电量时，要断开 USB 连接线。

（2）检查影像工作站（图 4-4-3）运行是否正常，打开设备电源、电机，打开 ESNavi 软件，打开实时控制，调试左、右控制杆，设备自检。

（3）确保系统远离强磁场、电场等干扰源。

（4）检查智能胶囊是否在有效期内。

（三）患者准备

（1）核对患者基本信息及诊疗项目。

（2）询问患者胃肠道准备情况，需禁食 10～12h，检查前 2 天勿做钡餐或钡灌肠检查，以免钡剂残留影响检查结果。

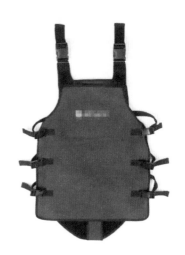

图 4-4-2 检查服

（3）询问患者禁忌证及相关病史 日常饮食排便是否正常；是否有消化道手术史；是否有已知或怀疑消化道梗阻、狭窄及瘘管病史；是否有吞咽困难症状；体内是否有有源性电子设备及磁性金属异物植入；是否处于孕期（适龄女性提问，男性不需提问）。

（4）签署知情同意书，向患者详细讲解检查目的、方法、注意事项，解除其顾虑，取得配合。

（5）患者去除身上金属物品，如手机、钱包、银行卡、钥匙、手表等，穿戴检查服，服用祛泡

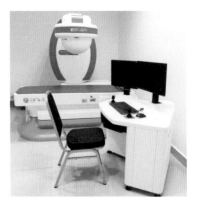

图 4-4-3 仪器设备及影像工作站

剂，适度补水至腹部有饱胀感充盈胃部。

（6）取出胶囊，再次查看胶囊有效期，将条码贴在知情同意书上，并记录胶囊编码，录入患者信息。

二、术中配合

（1）检查者戴一次性手套，开启胶囊，扫描基本信息。

（2）胶囊开启2min后查看相关参数，胶囊电压（2900mV以上）、胶囊显示姿态、图片传输质量、检查服状态均正常，切换检查通道。

（3）将胶囊放入患者口中，交代患者不要用牙齿咬胶囊，告知患者胶囊表面材质非常光滑，随水能正常吞服，指导患者小口喝水随水吞服胶囊，胶囊进入食管后继续小口连续喝水，确定胶囊进入胃内，观察图片清晰度、频率、亮度、对比度等均正常。

（4）实施检查（图4-4-4） 贲门—胃底—胃体（大弯上部、大弯下部、小弯）—胃角—胃窦—幽门，胃内所有部位检查完成，每个部位至少留2张图，近景、远景各一张，病灶至少留2张图，捕获特征部位及病变胃部。

（5）检查过程中，出现胃收缩时应引导患者适当补水。

（6）检查过程中患者需上卫生间时暂断开USB连接线，返回后再接上USB连接线，调整检查模式为胃模式。

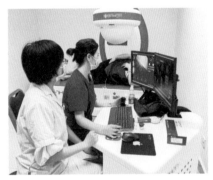

图4-4-4 实施检查

（7）检查过程中观察患者状态，询问患者是否出现不适，患者提出疑问时应及时解答，缓解患者紧张情绪。

（8）完成胃部检查后，关闭胶囊，点击上下床避让，协助患者下检查床，脱掉检查服，导出数据。

（9）需进一步检查小肠时点击切换小肠模式，点击上下床避让，协助患者下检查床，收纳检查服USB连接线，可将检查服穿回家。指导患者观察检查服记录器上的指示灯，全部熄灭后即可脱掉检查服，大致会运行12h左右，嘱患者第二天把检查服送回医院。

三、术后护理

（1）单纯胃部检查在检查结束后可以立即进食。

（2）胃肠检查者在胃部检查结束后 6h 可以进食少量固体食物如馒头、面包、饼干等，期间可以喝清水，不能喝有颜色的液体。

（3）注意胶囊排出情况，一般 3 天内会排出，如 7 天内未看到胶囊排出，可以来院通过胶囊定位器或者腹部 X 线平片确认。胶囊排出前禁止做核磁共振检查，如 14 天胶囊仍未排出，及时来院检查确定是否采取干预措施。

（4）检查后出现不良反应如头痛、恶心、呕吐、腹痛、腹泻等，或发现任何故障，记下时间，并尽快与医生联系。

第五节　超声内镜检查

一、术前准备

（一）用物准备

1. 常规用物

口垫、注射器若干（50mL、10mL、5mL）、纱布、灭菌用水、生理盐水、去甲肾上腺素、治疗碗、过滤纸、镊子、载玻片、液基细胞瓶、病理标本瓶、床侧预处理用物（擦拭巾、酶洁液）、橡胶手套、一次性中单、胶布、棉签、卫生纸、祛黏液剂、祛泡剂、乙醇。见图 4-5-1。

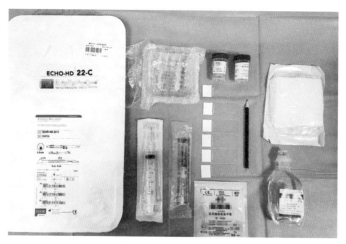

图 4-5-1　常规用物准备

2. 设备及附件

内镜及内镜用水囊、内镜工作站、心电监护仪、氧气装置、负压吸引装置、吸痰管、活检钳、透明帽、止血夹等、超声微探头连接超声驱动装置、超声驱动装置。

（二）仪器准备

1. 内镜

胃镜/结肠镜、超声内镜（环扫、扇扫）。

2. 内镜测试

将内镜连接光源和主机，做好白平衡，检查内镜图像，确保注水、注气、吸引功能正常。

3. 内镜工作站测试

确保内镜工作站、计算机图像储存系统、打印机功能正常。

4. 检查负压吸引装置

调节压力，保证有效。

5. 超声内镜附件准备

用前确认活检钳及清洗刷可通过活检管道（环扫内镜2.2mm，扇扫3.8mm）。活检管道与普通胃镜管道（2.8mm）不一样，注意必须专用。

6. 超声注水泵准备

注水器使用前接通电源，储水瓶中装入无菌水800mL（储水瓶容量为1000mL），装水时避免剧烈晃动水瓶，以免产生气泡。水温最好保持在37℃左右，以免水温过低患者感到不适。拧紧储水瓶盖，以防注水时漏气，在体外试验性注水，使水能顺利地从注水器中流出。

7. 超声水囊的安装和调试

（1）水囊检查　仔细检查水囊有无破损、膨胀、变色及橡胶老化等现象。

（2）安装（图4-5-2）　将水囊置于专用推送器中，使其大孔径一端橡皮圈翻折覆盖于推送器边缘，卡住其凹槽内，将水囊推送器套在超声内镜前端，使翻折橡皮圈卡在超声内镜前端的大凹槽内，拔出推送器将水囊小孔径一端橡皮圈卡到超声内镜前端小凹槽内。

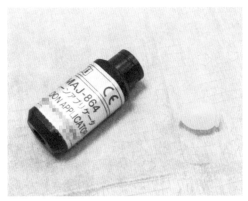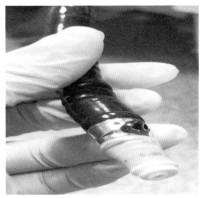

图 4-5-2　水囊安装

（3）调试　安装完毕按压注水按钮，向水囊内注无菌水，以水囊直径 3cm 为限，如发现水囊边缘渗水可调整水囊位置，如有漏水应更换，水囊注水后发现明显偏心状态时可用手指指腹轻轻按压以校正；同时注意水囊内有无气泡存在。若有气泡存在，将超声内镜头端部朝下，反复吸引注水将囊内气泡吸尽。

检查结束后，使用洁净的无纺布轻轻擦拭水囊表面。用指尖揭起水囊后端，取下水囊，确认超声内镜前端没有划伤。

8. 超声内镜设备的开启

开启超声发生器及超声监视器电源，确认超声画面清晰。

（三）患者准备

（1）核对患者基本信息及检查项目。

（2）再次评估患者情况，检查前禁食、禁水 6 ～ 8h。测血压、脉搏、呼吸，发现异常及时通知医师进行处理。如有义齿，应在检查前取下，以防脱落发生窒息。

（3）检查前服用祛黏液剂及祛泡剂，两种药间隔 5min，服药后 15 ～ 20min 再检查，效果较好。

（4）向患者说明检查目的和大致过程，并交代术中注意事项，解除患者焦虑和恐惧，取得合作。

（5）检查时患者采取屈膝左侧卧位，头部垫适宜的枕头，解松领扣和裤带，使头略向后仰至咽喉部与食管成一直线。

（6）放置口垫后嘱患者轻轻咬住，颌下放置治疗盘或纸巾。

（7）注意保护患者隐私，遮挡患者隐私部位，注意保暖。

（8）对于麻醉患者，要注意防坠床。

二、术中配合

1. 超声内镜检查护理配合

（1）超声内镜插入配合　超声内镜顺利通过咽喉部是检查成功的关键。因超声内镜前端硬性部长、外径粗，因而插入较普通胃镜困难，为使一次插入成功，可在操作前润滑超声内镜前端，当术者插镜至咽喉部时，护士配合将患者下颌轻轻往上抬，使咽部与食管呈一直线便于插入。也可嘱患者做吞咽动作。

（2）浸泡法检查的配合　浸泡法检查是向腔内注入无气水，将超声探头置于无气水中靠近病变进行探查。此法常适用于胃底、胃体、胃窦及胃邻近脏器检查。

（3）当术者发现病灶后，先采集图像，将注水管连接于内镜活检阀门处，脚踩注水器脚踏开关约 10s，向胃腔内注水 300 ～ 500mL，此时超声屏幕上可出现清晰的胃壁 5 层结构。检查过程中若超声图像模糊不清，提示探头已露出水面，可再注无气水。

（4）浸泡法检查时，为使病变完全浸泡于水中获得满意图像，帮助患者变换体位，根据不同病变部位可采用头低位、头高位、仰卧位或俯卧位，改变体位时应停止注水。

（5）向胃腔内注水一次不超过 500mL，以免注水过多患者恶心、呕吐将水误吸入肺内，引起肺部感染。注水过程中密切注意患者有无呛咳、不适，用另一吸引器及时吸尽分泌物及呕吐物。

（6）检查完毕提醒术者尽量将水吸尽，以防术后因注水过多引起患者腹痛、腹胀。

2. 超声内镜穿刺护理配合

（1）胆道与胰腺疾病检查需将超声内镜探头插入十二指肠球部乃至降段，因该区肠腔狭小弯曲多变，因而患者反应大，感觉不适，恶心、呕吐明显，此时嘱患者做深呼吸，按压其合谷穴，以减轻症状，及时处理呕吐物，注意观察口圈有无脱落，防止咬损内镜。可采用麻醉的方式检查。

（2）穿刺前打开穿刺针，将穿刺针退回外鞘管内，滑环锁在 0 的位置，确定理想穿刺部位及穿刺深度，一名助手固定内镜位置不变，另一名助手取下活检孔道，使手柄前端的锁靠紧活检孔道入口，旋转穿刺针使之固定于内镜上，并将针芯向外抽出几毫米。术者确定好穿刺部位深度，推动手柄将穿刺针刺入病灶，轻轻旋转塑料帽，将针芯从穿刺针抽出，呈圆形盘曲后放于消毒单中，将空针负压抽吸穿刺针在靶组织内来回做提插运动。关闭负压吸引阀门，针管退回外鞘内，恢复手柄至初始位置，固定滑环，拔出穿刺针具，将负压针筒及穿刺针内腔中的组织液全部打入标本瓶中固定，如需再次在同一病变部位取活检，轻轻插入针芯重新按上述步骤进行。

3. 微型超声探头检查护理配合

（1）术者发现病变后，将注水器的注水管连接于内镜活检管道上，打开三通开关，脚踩脚踏开关注入无气水，使病变浸没于水中。

（2）一手用 75% 乙醇溶液纱布拿住微探头前面部分，另一手扶住微型超声探头后面部分，通过活检管道阀门轻轻插入，插入时禁止用力过猛，否则易折断微型超声探头。避免内镜镜身与微型超声探头弯曲半径过小。微型超声探头接触病灶后，继续注无气水，直至超声屏幕上出现清晰图像后可停止注水。

三、术后护理

（1）一般同上消化道内镜的术后护理。

（2）普通超声内镜检查后应继续卧床 10 ～ 15min，起床后慢慢扶起，防止出现直立性低血压而引起头晕、目眩、窒息等症状，护理人员或家属应陪伴及协助其如厕及做其他各项活动。

（3）若患者出现咽喉不适，应向其解释可能由内镜操作时对咽喉的刺激而引起，嘱其不必紧张，1～2天内无症状可自行缓解。

（4）术后24h内应密切观察有无黑粪、呕血、穿孔等并发症，如有心率加快、血压下降、呕血、黑粪等情况，应立即通知医生，并及时处理。

（5）住院患者遵医嘱执行禁食时间、饮食及休息。

（6）门诊患者应交代患者及家属相关注意事项，并告知出现紧急或异常情况时及时就医。

（7）腹痛较长时间未缓解，建议留院继续观察。

第六节　内镜－逆行胰胆管造影术（ERCP）检查

一、术前准备

（一）用物准备

1. 常规用物

口垫、注射器（50mL、20mL、5mL各若干）、一次性碗、纱布、灭菌用水、生理盐水、乙醇、去甲肾上腺素、治疗碗、过滤纸、镊子、病理标本瓶、床侧预处理用物（擦拭巾、酶洁液）、橡胶手套、一次性中单、胶布、棉签、卫生纸。见图4-6-1。

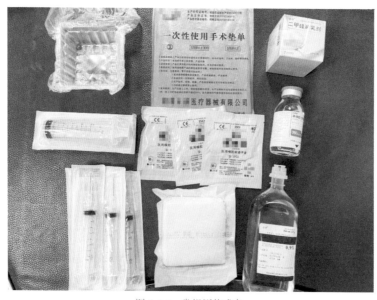

图 4-6-1　常规用物准备

2. 附件

切开刀、导丝、鼻胆管、网篮、扩张球囊、取石球囊、活检钳、造影导管等。见图 4-6-2。

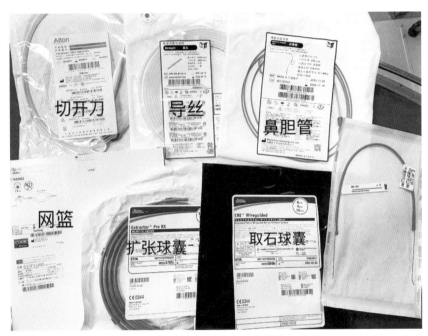

图 4-6-2　一次性 ERCP 的附件

3. 药品

对比剂、解痉药、镇静药、祛泡剂、利多卡因胶浆、吲哚美辛。

4. 设备

十二指肠镜（侧视）、心电监护仪、氧气、吸引器、高频电发生器、抢救设备等。

5. 检查及测试

将十二指肠镜连接主机、光源，开启电源开关，检查主机、光源、视频监视仪、计算机图像储存系统、数字减影血管造影（DSA）仪器、打印机、X 线打印机，确保功能正常。检查十二指肠镜先端帽，防止脱落。检查镜面是否清晰，注气、注水、吸引是否充足，做好白平衡调节，及时发现并排除故障。开启 X 线机测试，确保透视、拍片正常工作。

（二）患者准备

（1）核对患者基本信息，确认诊疗项目及相关检验结果，解释配合注意事项，核查知情同意书。

（2）摘除金属配饰，穿无纽扣、无拉链的衣服，取下单个活动义齿及眼镜。

（3）患者咽喉部喷利多卡因胶浆、肛门塞吲哚美辛，采取俯卧位，头偏向右侧，右肩下置斜坡垫、放置带固定带的口圈，治疗巾或纸巾垫于颌下。

（4）连接各类导线、心电监测、吸氧。

（5）观察患者血压、心率、呼吸等，正常则可进镜操作。

（6）开启 X 线机测试，确保透视、拍片正常工作。

（7）碘过敏试验（方法具体详见对比剂说明书）。

（8）术前用药　术前 15min 肌内注射解痉药、镇静药（谨遵医嘱），如选择无痛十二指肠镜检查，则在检查前给予开放静脉通道。

二、术中配合

1. 患者体位

在插镜开始时，为便于镜体通过胃，通常患者取左侧卧位，左手臂置于背后，内镜进入十二指肠后再取俯卧位，头偏向右侧，以利术者操作（图 4-6-3）。术中有时需依术者要求变换患者体位。

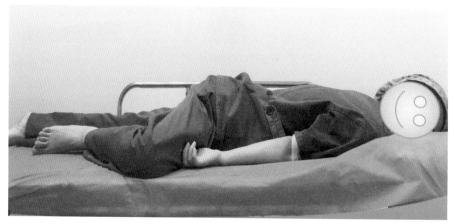

图 4-6-3　ERCP 体位

2. 进镜中配合

协助患者咬好牙垫，最好选用带有橡皮固定的一次性牙垫，防止患者因恶心反应使牙垫脱出。在整个检查过程中都应密切观察患者的反应，发现异常及时报告，准确、及时执行术者口头医嘱。

3. 插管中配合

将造影导管或切开刀递予术者前，可用示指和拇指轻轻弯曲其头端，使之保持一定弯曲度，待器械送出内镜先端后，用少量生理盐水或稀释好的对比剂将管腔充满，以排除气泡对对比剂结果产生的干扰。术者将导管或切开刀插入胆胰管后，在 X 线监视下缓慢推注对比剂，注意推注速度以 0.2 ～ 0.6mL/s 为宜，不宜太大，以免胰管分支过度充盈引起胰泡显影，或注入量太大过浓而遮盖病变（如结石）。对比剂量视显影情况而定，一般胰管只需 2 ～ 5mL（注射过多对比剂易使胰腺泡显影，发生注射性胰腺炎），胆总管及肝管需 10 ～ 20mL。若发现有胆管梗阻性病变，在注入对比剂前应先抽出等量胆汁，再注入等量对比剂，以免注入量大致胆管压力过高而引起败血症。造影如发现有胆管结石，注药速度不能太快，以免结石被冲入肝内胆管中，使以后进行的取石术变得困难。

4. 使用导丝时的配合

可先在需通过导丝的腔道内灌注 2 ～ 5mL 生理盐水，以便导丝通过时顺畅。根据器械型号选择相匹配的导丝，通常使用 0.09cm 的导丝。导丝一般较长，较难控制，故在使用中可将末端导丝在手中盘成直径约 20cm 的圈，盘圈的方向应一致，防止器械在交换过程中打结，同时减少占用空间，避免导丝污染。助手一手拿一块无菌湿纱布，另一手将备好的导丝的先端到达其所通过的器械先端后，应改在 X 线监视下插入导丝，不要盲目推进，根据术者要求不断调整导丝的位置，直至送达合适的位置。在送入导丝时，用力要均匀，遇有阻力时不要强行通过，应检查一下原因，可能是：①导丝未插入胆管、胰管，顶在黏膜壁上应退出重插。②导丝与器械不匹配或有折痕，应更换导丝。③导丝或其所通过的管道太干燥，送入时太涩可用无菌湿纱布擦拭导丝，或在需通过导丝的管道内灌注适当生理盐水。④内镜弯角太锐或抬钳升到最高位：此时术者应将内镜角度钮完全松开，将抬钳器放至最低处。退导丝时应在 X 线监视下进行，应保持其所通过的器械位置不动再拔导丝。导丝全部退出后应放在污染区内待术后处理。

5. 术后观察

密切观察患者术中生命体征，保持呼吸道通畅。

三、术后护理

（1）患者生命体征平稳后由专职人员送回病房并交代术后注意事项。

（2）禁食 24h，术后 3h 及次日晨抽血查血淀粉酶，常规查白细胞。若血淀粉酶正常，无腹痛、无发热、无血淀粉酶增高、无白细胞比例增高等特殊情况，可进低脂少渣半流食，逐步过渡到正常饮食。如有异常应继续禁食，禁食期间应给予静脉输液或根据情况给予高营养输入。

（3）根据医嘱使用止血、消炎、抑酶及保护胃黏膜等药物。

（4）卧床休息，观察患者的生命体征，注意腹痛、腹胀情况，观察呕吐物、排泄物的性状、颜色、量，观察黄疸消退程度及有无相关并发症，定时测量体温，发现异常及时通知医生处理。

第七节 精查胃镜检查

一、术前准备

（一）用物准备

1. 常规用物

口垫、50mL 注射器、纱布、灭菌用水、生理盐水、去甲肾上腺素、治疗碗、过滤纸、镊子、病理标本瓶、床侧预处理用物（擦拭巾、酶洁液）、橡胶手套、一次性中单、胶布、棉签、卫生纸、祛泡剂、咽喉麻醉药、解痉药、染色剂（应按需要比例配制）、冲洗液。

2. 设备及附件

胃镜、内镜工作站、心电监护仪、氧气装置、负压吸引装置、吸痰管、活检钳、透明帽。

（二）仪器设备及附件准备

（1）内镜测试　同胃镜检查配合流程。
（2）内镜工作站测试　同胃镜检查配合流程。
（3）准备冲水设备。
（4）内镜装好匹配的放大黑帽。

（三）患者准备

（1）精查胃镜检查患者准备同胃镜检查患者准备。
（2）口服祛泡剂，口服药物后嘱患者变换不同体位，仰卧位、右侧位、俯卧位、左侧卧位各保持 5min，使祛泡剂充分分布在胃内各部位。
（3）检查时患者采取左侧卧位，双腿微曲，松开领口及裤带，取下单个活动义齿及眼镜，头部略向后仰，使咽喉部与食管成一直线。放置口垫后嘱患者咬住，放置治疗碗和纸巾于患者颌下。
（4）询问药物过敏史及有无青光眼、前列腺增生症等病史。

二、术中配合

（1）核对患者基本信息及诊疗项目。

（2）向患者说明检查目的和大致过程，并交代术中注意事项，解除患者焦虑和恐惧心理，取得合作。

（3）检查过程护士需观察患者一般情况，嘱患者唾液自然外流，及时清除口、咽分泌物。一般情况差的患者需吸氧及心电监测。恶心、呕吐剧烈患者给予必要的安慰，嘱其用鼻吸气、嘴呼气来调整呼吸，以免影响观察。麻醉后的患者要注意防坠床。

（4）静脉推注解痉药。

（5）协助医生将配制好的染色剂进行喷洒染色（图 4-7-1）。

（6）检查中对病灶进行放大，配合医生精准夹取病灶组织（图 4-7-2），操作同胃镜检查配合流程。

（7）注意观察患者的生命体征。

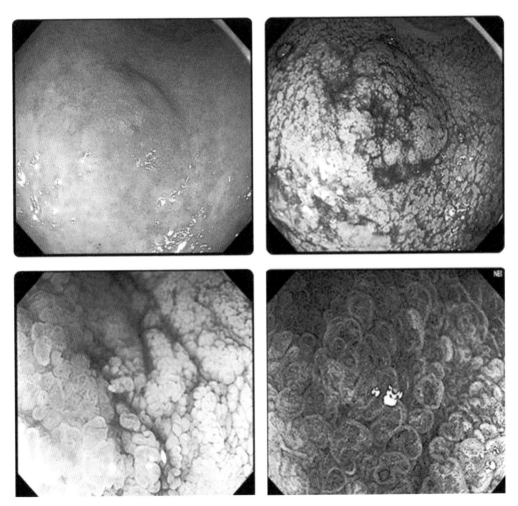

图 4-7-1　精查内镜染色

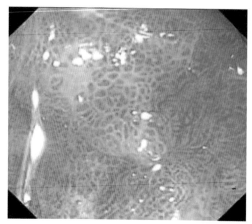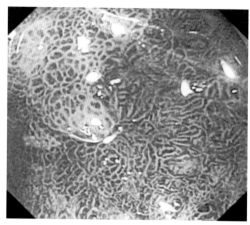

图 4-7-2 精查内镜放大精准夹取病灶组织

三、术后护理

（1）当胃镜离开患者口腔后，帮助患者取下口垫，并将口腔周围的黏液擦净。

（2）指导患者 2h 后进食、进水，以免发生呛咳甚至误吸。可进温凉流质或半流质，以减少粗糙食物对胃黏膜创面的摩擦而造成出血。

（3）出现严重不适应即刻来院就诊。

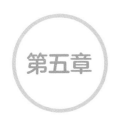

第五章 治疗性消化内镜的护理配合

第一节 上消化道异物取出术

消化道异物是指消化道内不能被消化且未及时排出而滞留的各种物体，是消化科常见的危急症之一。大多数消化道异物可经内镜安全取出，主张在确定没有穿孔的情况下做紧急内镜检查。尤其对于较大而锐利的异物、不规则硬性异物及有毒异物，这些异物不易自行排出，久留易引起消化道损伤和中毒等。

一、消化道异物产生的原因和种类

1. 原因

误服、故意吞服、医源性等，在儿童大多为误服。

2. 分类

（1）按形状分类　如圆形、长条形、尖锐异物、光滑异物等。

（2）按来源分类　①外源性；②内源性。

（3）按滞留部位分类　咽喉部、食管、胃、十二指肠异物。

二、适应证与禁忌证

1. 适应证

上消化道内任何异物，凡不能自然排出或有毒异物情况。

2. 禁忌证

（1）内镜检查不耐受或静脉复合麻醉有禁忌的患儿（大多儿童的异物取出需在麻醉或气管插管麻醉下进行）。

（2）可能已经造成消化道穿孔及穿透邻近大血管的消化道异物。在家属知情同意的前提下，在手术室备手术的条件下可尝试内镜下取出后行保守治疗。

三、术前准备

1. 患者准备

（1）吞入金属异物者应拍摄颈部、胸部正侧位 X 线片、腹部 X 线平片或者 CT 检查，确定异物位置、性质、形状、大小及排除有无穿孔、嵌顿于食管，确认有食管嵌顿者，可行胃镜下异物取出术。

（2）成人和能配合的大龄儿童可按常规内镜检查准备，禁食 6h，胃内无食物残留。无法耐受或不能配合的成人和低龄儿童需要在全身麻醉下进行操作。如果是纽扣电池等应在发现后积极创造条件尽快取出，因为电池外壳会在短时间内破裂，大量碱性溶液泄漏可能造成消化道严重灼伤甚至穿孔。

2. 器械准备

（1）内镜　各种电子胃镜均可使用，但最好选用活检孔道较大的胃镜，以利于各种钳取器械的通过。

（2）常用取异物器械　器械的选择主要取决于异物的性质和形状。目前主要包括短鳄鱼钳、长鳄鱼钳、鼠齿钳、五爪钳、取石网篮等，附件包括透明帽、保护套等（图 5-1-1）。各种器械在使用前应在体外进行模拟试验，确保可正常使用再进行操作。

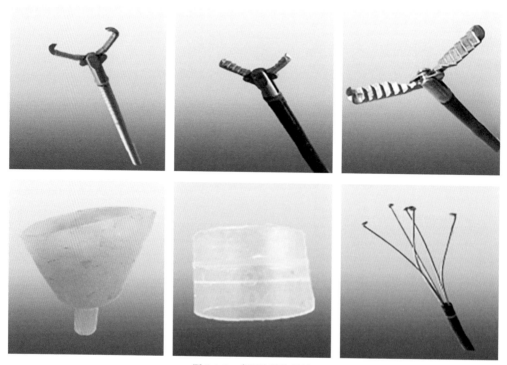

图 5-1-1　常用取异物器械

四、术中配合

1. 患者护理

（1）核对患者基本信息及诊疗项目，核查资料，确认知情同意书签署情况。

（2）患者于术前 5min 含服 2% 的利多卡因胶浆 10mL。

（3）再次向患者说明检查目的和大致过程，并交代术中注意事项，解除患者焦虑和恐惧，取得合作。

（4）患者取屈膝左侧卧位，头部垫适宜的枕头，解松领扣和裤带，使头略向后仰，使咽喉部与食管成一直线。取下单个活动义齿及眼镜，枕下垫一次性垫巾，口侧放置弯盘以承接口腔流出的唾液或呕吐物，放置口垫。

（5）无痛诊疗患者连接心电监护仪，吸氧。

2. 不同异物的操作方法

（1）薄片状异物　一般用异物钳、鼠齿钳、鳄鱼钳直接抓取比较方便。在胃腔中的异物，由于大多滞留在胃底穹隆部，可在倒镜下，使异物钳伸出方向与异物平面平行，更便于抓取。

（2）球形异物　此类异物表面光滑，无法钳取，可尝试用取石网篮套取。

（3）长条形异物　此类异物套取的位置要尽可能接近其一端（光滑端或头大端优先），否则通过贲门及咽喉部会有困难。

（4）锐利异物　如张开的别针、缝针、刀片等异物。如果条件允许，建议先行胃镜检查，确认异物位置和形状之后，在透明帽或者保护套辅助下将异物取出。用异物钳或圈套器将异物部分或全部拉入透明帽（保护套）内，在退镜过程中透明帽（保护套）可起到扩张和支持作用，最大程度上减少和避免异物的尖端对贲门、食管和咽喉部的损伤，同时降低异物对异物钳或圈套器的牵拉。

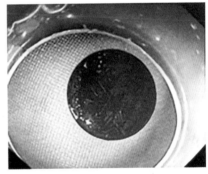

（5）食物团块　如有食管狭窄的患者，可能出现食物团块的梗阻。可用圈套器或碎石器将食物团块粉碎后用取石网篮送入胃腔。无法送入胃腔者，可用网篮将食团随内镜取出。

内镜下各种异物见图 5-1-2。

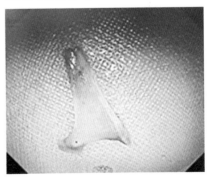

图 5-1-2

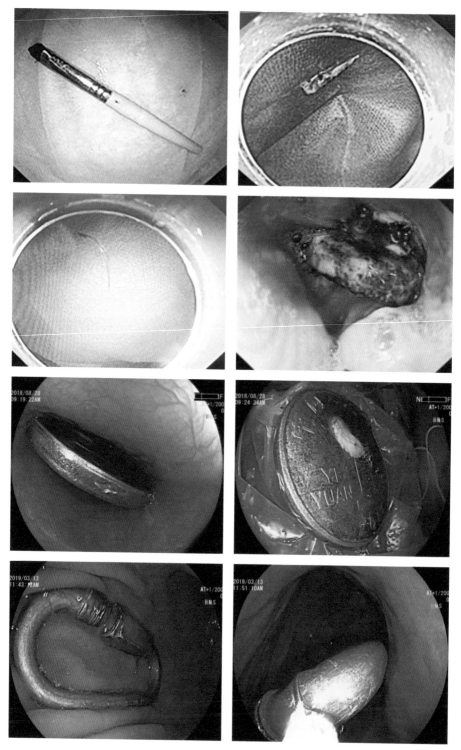

图 5-1-2

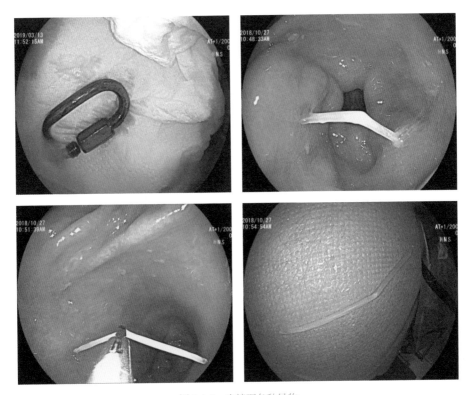

图 5-1-2 内镜下各种异物

五、术后护理

1. 术后一般护理

嘱患者卧床休息，异物取出后消化道黏膜无损伤者，2h 后可适量给予温凉流质食物。若术中发现糜烂、溃疡、出血甚至穿孔者，应禁食，并给予抑酸止血及黏膜保护药等对症治疗。

2. 并发症护理

（1）消化道黏膜损伤、出血或穿孔　有黏膜损伤、出血及小穿孔者，应采取禁食、抑酸及保护黏膜等治疗。出血较多者应行内镜下止血治疗，严重穿孔者应紧急外科手术治疗。

（2）感染及溃疡　黏膜损伤后可发生急性炎症、糜烂及溃疡，胃肠道细菌侵入可引起化脓性炎症，患者可出现高热、剧烈疼痛等症状。此类患者除上述治疗外，应给予足量广谱抗生素及支持治疗，严重者需行外科手术治疗。

（3）窒息及吸入性肺炎　较多见于全麻的婴幼儿，因胃内容物吸入或异物细屑在咽喉部脱落导致误吸，一旦发生需紧急处理。

第二节　上消化道出血内镜下止血治疗

上消化道出血是指 Treitz 韧带以上的消化道出血，主要分为静脉曲张性出血及非静脉曲张性出血两大类。内镜下止血安全有效，是治疗上消化道出血的重要手段。

一、非静脉曲张性消化道出血的内镜下止血治疗

病因有溃疡、肿瘤、急性糜烂出血性胃炎、贲门黏膜撕裂、血管畸形等。

（一）术前准备

1.用物准备

（1）常规用物　口垫、注射器（5mL、10mL、20mL、30mL 各若干）、纱布、治疗碗、床侧预处理用物（酶液、酶液湿巾）、橡胶手套、一次性中单、棉签、吸痰管等。

（2）常用药物　医用胶、硬化剂（如聚桂醇）、亚甲蓝、生理盐水、碳酸氢钠液体、凝血酶、西甲硅油、咽喉麻醉药等。

（3）设备　胃镜、内镜工作站、高频电刀、APC、心电监护仪、氧气装置、负压吸引装置等。

（4）常用附件　透明帽、电凝止血钳、注射针、止血夹、套扎器、异物钳、取石网篮等。

2.患者准备

（1）场地选择　择期患者可于内镜中心治疗。病情危重患者，如有意识障碍、崩溃气道、呼吸循环衰竭、活动性出血，无法进行移动，可选择相应治疗场地，如 ICU 等。维持患者生命体征，术中备血，床旁急诊内镜止血。

（2）核对患者基本信息，评估患者情况，确认患者意识状态、生命体征，是否可行急诊内镜止血手术。向患者家属交代病情，并签署知情同意书。

（3）根据患者状态服用祛泡剂及咽喉麻醉药。在内镜中心止血，手术操作时由麻醉科医师保护患者气道；在 ICU 止血时，由 ICU 医师保护患者气道。根据患者病情决定是否插管和选择是否麻醉及以何种方式麻醉。

（4）开通静脉通路，病情危急者需开多条静脉通路，术中输血、吸氧，注意观察患者生命体征。

（5）患者体位摆放同胃镜检查，左侧卧位无法暴露出血点时及时更换卧位并抬高床头（图 5-2-1），注意保护患者气道。

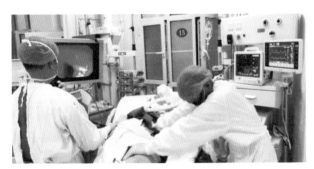

图 5-2-1　协助患者右侧体位

（6）枕下垫一次性垫巾，可在口侧放置弯盘以承接口腔流出的唾液或呕吐物。

（7）保护患者隐私，注意保暖。

（8）麻醉后的患者要注意防坠床。

（二）术中配合

1. 患者术中护理

（1）为患者戴好口垫，协助患者置于治疗所需卧位，安抚患者，关注患者意识状态、生命体征。

（2）若出血点暴露欠佳，用异物网篮或异物钳去除胃腔内血凝块（图 5-2-2）。若不能快速清除积血及血凝块则立即改变体位并抬高床头（图 5-2-3）。

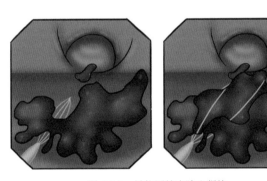

图 5-2-2　异物网篮去除血凝块

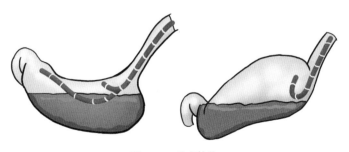

图 5-2-3　改变体位

2. 术中操作配合

（1）采用局部注射药物（组织胶等）止血　将注射针预充生理盐水后递交给术者。注射针通过内镜钳道到达治疗部位，拔出针芯，对注射点进行穿刺，成功后注射器垂直向下推注组织胶（按需 +2mL 空气，空气的作用是将注射针鞘管内组织胶推出），然后回退针芯拔出注射针（图 5-2-4）。

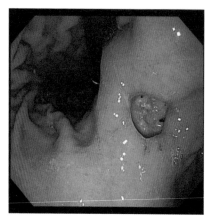 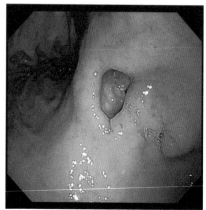

图 5-2-4　胃溃疡及组织胶注射后

（2）采用机械（止血夹等）止血　止血夹通过内镜钳道到达治疗部位后，张开止血夹并调整方向，配合医师夹闭创面（血管残端）并释放止血夹（图 5-2-5）。

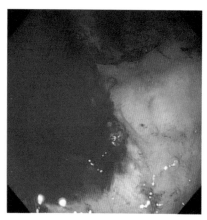 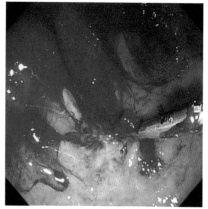

图 5-2-5　胃血管残端及止血夹夹闭后

（3）采用局部热凝（止血钳等）止血　调节高频电工作站至所需模式（常用软凝），将止血钳连接高频电工作站。术者将止血钳送达治疗部位，护士张开止血钳并调整方向，配合医师夹闭出血点（血管残端），术者使用脚踏开关控制止血钳电凝止血（图 5-2-6）。

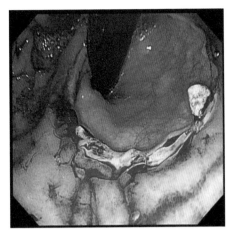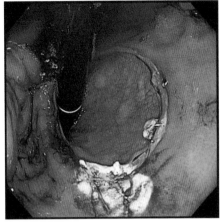

图 5-2-6　胃吻合口及止血钳热凝后

（三）术后护理

（1）止血成功后，在内镜中心治疗的患者，协助转运患者至恢复室监护，由患者病情决定是否于医院相关科室住院留观。于 ICU 治疗患者妥善处置用物及医疗废物，由 ICU 医护负责患者生命支持（图 5-2-7）。

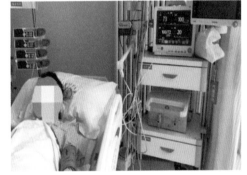

图 5-2-7　ICU 提供高级生命支持

（2）根据患者病情遵医嘱告知患者或家属术后相关注意事项。

（3）术后可能出现咽喉部不适或疼痛，或出现声音嘶哑，告知患者或家属在短时间内会好转，不必紧张（相关处置同胃镜检查）。

（4）注意观察患者生命体征，有无心率、血压、血氧饱和度等的改变，发现异常立即报告术者，以便及时有效处理。

（5）彻底清洗消毒内镜及有关器械，避免交叉感染。

（6）内镜和器械应妥善保存，以延长使用时间。

（四）并发症处置

（1）穿孔处置方法　止血夹夹闭创面或荷包缝合。如内科治疗失败，及时联系外科修补手术。

（2）异位栓塞处置方法　患者发生异位栓塞后常表现为血氧饱和度下降，应及时行 CPR，严密监测生命体征，必要时联系外科手术。

二、食管、胃底静脉曲张的内镜下治疗

（一）术前准备

1. 物品及器械准备

同非静脉曲张性消化道出血的内镜下止血治疗。

2. 患者准备

（1）为患者戴好口垫，协助患者置于治疗所需卧位，安抚患者，关注患者意识状态、生命体征。

（2）去除胃腔内血液及血凝块（若出血点暴露良好则不必进行上述操作）。若不能快速清除积血及血凝块则立即改变体位并抬高床头。

（3）注意观察患者的呼吸幅度及是否呃逆，可适当减少内镜充气量。患者如有深快呼吸则不利于手术操作，因此在患者麻醉时需与麻醉科或 ICU 医师妥善沟通，尽量避免患者出现深快呼吸。

（二）术中配合

（1）手术方式可采用硬化剂（根据需要添加亚甲蓝）+ 组织胶（按需 +3.5mL 空气）+3mL 生理盐水（按需）经由内镜注射针穿刺注射。

（2）注射针预充硬化剂，递交术者经内镜钳道至患者胃腔，术者穿刺曲张静脉成功后，一名护士按序推注硬化剂（根据需要添加亚甲蓝）+ 组织胶（按需 +3.5mL 空气）+3mL 生理盐水（按需），另一名护士负责抽取止血药物、递器械及关注患者生命体征、意识状态等。部分用物见图 5-2-8。

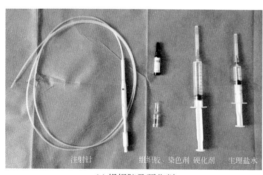 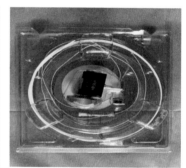

(a) 组织胶及硬化剂 　　　　　　　　　　(b) 套扎器

图 5-2-8　部分用物

（3）对于食管静脉曲张破裂出血，如患者生命体征不允许进一步治疗时首先封堵食管破口，优先采用套扎器（图 5-2-9）。使用组织胶封堵食管曲张静脉时必须 1 周内行胃底曲张静脉治疗，否则患者有大出血风险，病死率极高。

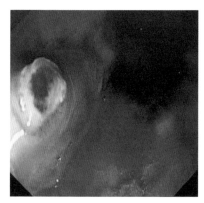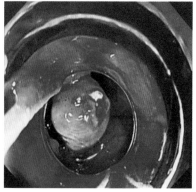

图 5-2-9　套扎器套扎出血点

（4）配合操作完成治疗。首先在胃底穿刺曲张静脉，注射针回血（图 5-2-10）后遵医嘱推注组织胶及相关药物。视野不清时不盲目推注组织胶，否则可能堵塞内镜管腔及遮蔽视野。推注组织胶时注意空针应与地面垂直（图 5-2-11）。胃底治疗完成

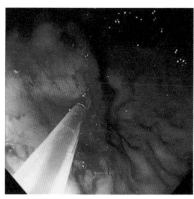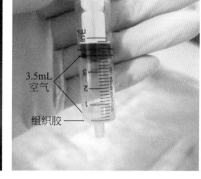

图 5-2-10　注射针穿刺曲张静脉后回血　　　　图 5-2-11　组织胶推注

后根据需要由操作医师决定是否处置食管曲张静脉。食管曲张静脉可采用注射硬化剂或套扎器套扎。

（5）注射针粘到黏膜后护士不要拔注射针，谨防黏膜及血管撕脱、破裂导致大出血。

（6）动脉阻断后，黏膜可呈现陶瓷白色或伴有疼痛。

（7）少量的黏膜渗血可随时间推移自行停止。

（8）没有视野时采取改变体位方式，寻找出血点。右侧卧位时医师操作较困难，注意内镜不要脱出患者胃腔。

（9）内镜下止血治疗过程中，可能接触到患者血液体液，注意保护自己，防止职业暴露。

（10）止血过程中可能再次出血，甚至呈喷射状，此时应密切配合手术医生，迅速止血。

急诊上消化道内镜下止血工作流程见图 5-2-12。

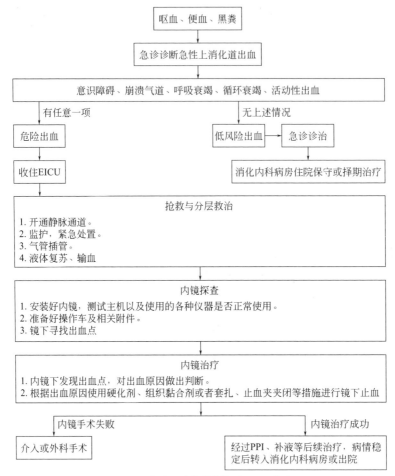

图 5-2-12　急诊上消化道内镜下止血工作流程

（三）术后护理

同非静脉曲张性消化道出血的内镜下止血治疗。

（四）并发症处置

同非静脉曲张性消化道出血的内镜下止血治疗。

（五）多学科协作模式

（1）组建 MDT 团队，成立急诊出血中心，开展"上消化道出血绿色通道模式"，组建上消化道出血内镜治疗亚专科。

（2）与ICU、急诊门诊、介入及相关科室密切合作，于ICU放置一台内镜主机，减少设备转运等非正常损耗。

（3）ICU医护团队保障患者基础生命体征稳定，建立安全气道及有效静脉通路，在此基础上，消化医生及内镜护士给予内镜下止血。

（4）规范放置用物及外出床旁内镜携带用物。急诊止血不确定因素多，患者病情变化快，严格进行术前评估，备齐全部用物。

（5）消化内科、急诊ICU建立双向转诊流程。

第三节　内镜下氩气凝固术

氩离子凝固术（argon plasma coagulation，APC）是一种非接触的凝固技术，利用氩气离子束的电传导将高频电能传递到目标组织，产生高频电凝固效应，发挥治疗作用。多用于息肉、出血、胃肠道毛细血管扩张症、Barrett食管等治疗。

一、术前准备

（一）用物准备

1. 常用物品
胃肠镜检查常规物品。

2. 常用器械
（1）治疗内镜　尽量选择大孔道治疗内镜。

（2）高频电设备　氩气流量 1 ～ 4L/min，功率 20 ～ 60W（图 5-3-1）。

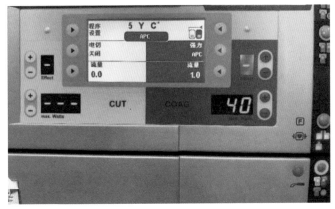

图 5-3-1　氩气流量参数

（3）氩气管　使用前检查导管是否有折痕，保持管内干燥（图 5-3-2）。

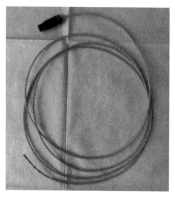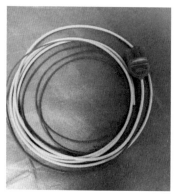

图 5-3-2　氩气管

（二）患者准备

1. 完善术前检查

心电图、血常规、血凝常规等。

2. 了解患者常用药物

如在用抗凝药，应停用 7 天。

3. 胃肠道准备

同胃肠镜检查。

4. 贴电极板

将电极板贴于患者肌肉丰富处，电极板的长轴与身体长轴垂直贴敷。保持足够的敷贴面积，防止皮肤灼伤。

5. 心理护理

消除患者紧张、焦虑情绪，告知患者如何进行配合。

6. 麻醉准备

不耐受者可于麻醉下进行。

二、术中配合

（1）将高频电设备调至 APC 模式，连接氩气管，按下预充按钮，将器械进行 APC 冲洗（图 5-3-3），保证管道通畅，避免出现折痕。

（2）治疗时，导管前端距病灶 0.3 ～ 0.5cm，每次时间 0.5 ～ 2s。凝固次数及范围视病灶而定，治疗后，病灶表面泛白、泛黄甚至焦黑（图 5-3-4）。氩气导管应与病灶黏膜保持适当距离，距离过近导致损伤过大，易发生穿孔；距离过远，达不到氩气喷洒治疗的效果。

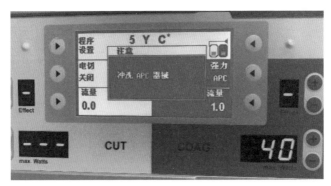

图 5-3-3　冲洗 APC 器械

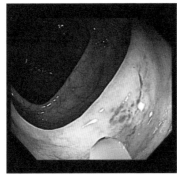

(a) 治疗前

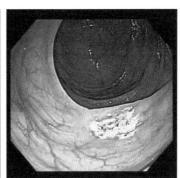
(b) 治疗后

图 5-3-4　APC 治疗前后

三、术后护理

1. 饮食

根据创面及术中情况决定禁饮、禁食时间，息肉一般 4～8h，酌情予以静脉补液，防止低血糖及电解质紊乱的发生。如无并发症的发生，可改为流质饮食 1～2日，低渣软食 1周，再逐渐过渡到正常饮食。2周内忌粗纤维、辛辣、刺激等食物。

2. 休息

术后应卧床 1～2日，创面大者可适当延长。2周内避免剧烈活动，避免因活动过度引发术后出血等，影响创面愈合。

3. 生命体征

术后应注意观察生命体征，尤其是麻醉后患者。轻微腹痛、腹胀属正常现象。如出现明显腹痛、腹胀、便血、发热、头晕、心慌、出冷汗等情况，立即通知术者，完善相关检查，进行对症处理。

4. 健康宣教

术后遵医嘱定期复查胃肠镜。

第四节　内镜下黏膜切除术

内镜下黏膜切除术（endoscopic mucosal resection，EMR）是指经内镜向病灶的黏膜下层内注射药物形成液体垫，使病变与其固有肌层分离，然后进行圈套电切的技术。主要步骤包括黏膜染色、黏膜下注射、病变切除、创面处理、病变回收等。

一、适应证与禁忌证

1. 适应证
消化道广基息肉，早癌及部分黏膜肌层的黏膜下肿瘤，直径≤2cm。

2. 禁忌证
有胃肠镜检查禁忌证者；病变表面有明显溃疡或瘢痕；超声内镜显示病变已浸润黏膜下层；凝血功能障碍，有出血倾向者。

二、术前准备

（一）用物准备

1. 常用物品
胃肠镜检查常规物品。

2. 常用器械
（1）治疗内镜　尽量选择大孔道治疗内镜，有条件的可选择放大内镜。
（2）高频电设备　根据病灶选择合适的参数（图5-4-1）。

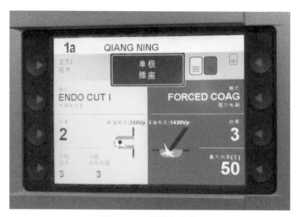

图 5-4-1　高频电参数

（3）圈套器（图 5-4-2） 根据病灶的部位、大小选择合适的圈套器。

（4）注射针（图 5-4-2） 内镜专用注射针。

（5）金属夹（图 5-4-2） 根据病变情况及用途选择不同的金属类。

（6）透明帽（不同类型） 根据病变形态及大小、内镜型号、病变位置选择不同型号的透明帽。

（7）喷洒导管 根据病变的位置及形态选择直喷或侧喷的喷洒导管。

（8）其他附件 热活检钳、氩气探头等。

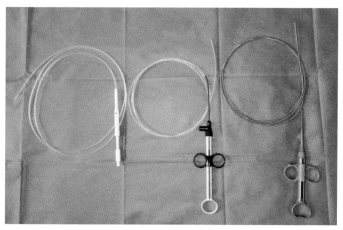

图 5-4-2 注射针、圈套器、金属夹（从左至右）

3. 常用药物

（1）黏膜染色剂 复方碘溶液、0.2% ～ 0.4% 靛胭脂等。

（2）药物 生理盐水、亚甲蓝、去甲肾上腺素、肾上腺素等。

（二）患者准备

同本章第三节的患者准备。

三、术中配合

1. 黏膜染色

食管使用 1.5% ～ 3% 复方碘溶液喷洒染色，胃肠道染色用 0.4% 靛胭脂溶液。使用喷洒管染色时，护士匀速推注染色剂。使用放大胃镜，可在染色前，对病变进行 NBI 及放大观察。

2. 黏膜下注射

（1）注射液体 可用生理盐水。在生理盐水中加入亚甲蓝，可使层次更加清晰。加入肾上腺素（1：10000），可减少术中出血。

（2）黏膜下注射　需用内镜专用注射针，用注射器抽取注射液，预充于注射针内，将注射针交给术者，置于钳道，待针管露出，调整内镜于注射部位，出针，将针刺入黏膜下层，推入液体，黏膜及固有肌层分离，将病变抬举起来（图5-4-3）。推入液体的量由病变大小决定，病变范围大时可多点注射。适当隆起病变，有利于下一步操作。若注射过少，起不到液体垫的作用，电切时可能损伤肌层；若注射过多，隆起明显，可能导致视野欠佳，影响操作。若病变不抬举或抬举不良应考虑以下情况：

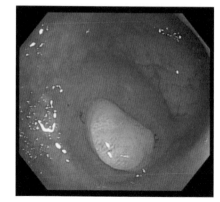

图 5-4-3　黏膜下注射

① 进针过深，刺入固有肌层，注射时阻力较大，但黏膜无明显隆起，应将注射针微微后退，至黏膜下层再进行注射；

② 注射刺破血管，形成深红色血疱，但病变未完全隆起，应及时停止注射，更换注射点，重新进行黏膜下注射；

③ 注射病变周边隆起，但病变抬举不良，表示病变超过适应证，不宜进行 EMR。

3. 切除病变

黏膜下注射后，退出注射针，选择合适的圈套器，经钳道送达位置后，张开圈套器，调整位置，下压将病变置于圈套器内，护士慢慢收紧圈套器，切忌用力过度，避免钝性分离。连接高频电设备，采用混合电流，逐渐收紧圈套器，切除病变。切除应保持适当速度，过快可能导致电凝不足，引发出血；过慢可能导致过度电凝，损伤固有肌层。若无法一次完全切除，可采用分片切除（EPMR）的方法。见图5-4-4。

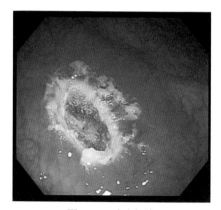

图 5-4-4　病变切除

4. 创面处理

病变切除后，有少量渗血者可喷洒去甲肾上腺素盐水；止血效果不明显时可黏膜下注射 1：10000 肾上腺素盐水或氩气喷洒止血；若有明显小动脉喷血或渗血量大，可用电凝止血钳。后用金属夹封闭创面，见图5-4-5、图5-4-6。

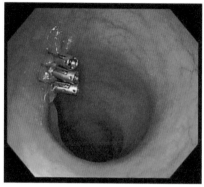

图 5-4-5　金属夹封闭

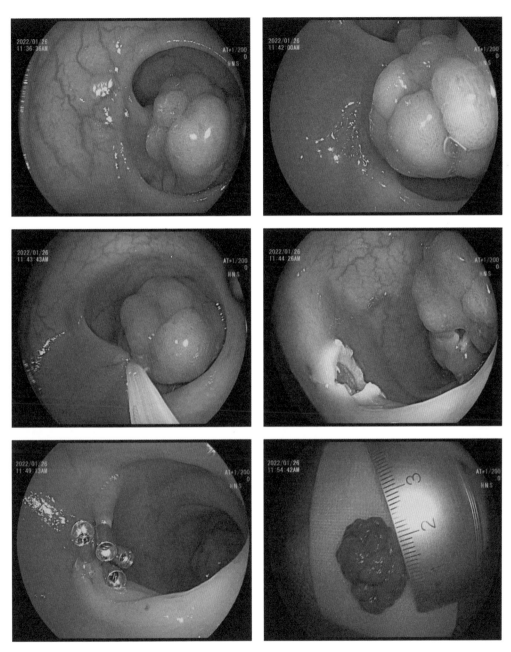

图 5-4-6　结肠腺瘤 EMR 术

5. 病变回收

较小的病变，可在内镜与吸引管之间连接息肉回收器，通过钳道吸引出来；无法通过内镜钳道的大病变，可用五爪钳或圈套器将病变随内镜取出。回收时，尽量保持病变完整，有利于进行病理学检查。

四、术后护理

1. 饮食

根据创面及术中情况决定禁饮食时间，创面较小者一般 6～8h 即可进食，创面较大或较多者可延长禁饮食时间，酌情予以静脉补液，防止低血糖及电解质紊乱的发生。如无并发症的发生，可改为流质饮食 1～2 日，低渣软食 1 周，再逐渐过渡到正常饮食。

2. 休息

术后应卧床 1～2 日，创面大者可适当延长卧床时间。避免过度活动，以免引发术后出血等，影响创面愈合。

3. 生命体征

术后应注意观察生命体征，尤其是麻醉后患者。轻微腹痛、腹胀属正常现象；如出现明显腹痛、腹胀、便血、发热、头晕、心慌、出冷汗等情况，立即通知术者，完善相关检查，进行对症处理。

4. 健康宣教

术后患者 2 周内忌粗纤维、辛辣、刺激等食物；保持大便通畅，2 周内避免剧烈活动；遵医嘱定期复查胃肠镜。

五、术后并发症及护理

1. 出血

出血是 EMR 术后最常见的并发症，包含术中出血及术后延迟出血。病变越大，出血概率越高。

（1）术中出血处理　详见创面处理。

（2）术后延迟出血　少量出血，可保守对症处理。大量出血应及时内镜下止血，术后出血多有血凝块附着，应先处理血凝块，尽量保持良好视野。大量出血，多有明显的出血点，可用电凝止血钳。明显血管残端裸露，可注射组织胶或硬化剂进行止血。内镜下无法止血时及时外科手术。止血期间，严密监测患者生命体征，有问题及时报告。

2. 穿孔

穿孔是 EMR 术后最严重的并发症。小的穿孔可保守治疗，采取禁饮食，给予抗生素、补液、卧床等处理，小穿孔可闭合。较大穿孔，内镜下可予以金属夹、荷包缝合、OTSC 吻合夹等封闭创面。内镜下无法封闭的穿孔应及时采取外科处理。

第五节　内镜下黏膜下剥离术

内镜下黏膜下剥离术（endoscopic submucosal dissection，ESD）是指内镜下在黏膜下注射的基础上将病变黏膜从黏膜下层完全剥离的技术。

一、适应证与禁忌证

1. 适应证

消化道巨大、平坦息肉，直径≥2cm；早期食管癌、早期胃癌、间质瘤及早期结肠肿瘤的诊断和治疗。

2. 禁忌证

有胃肠镜检查禁忌证者；黏膜下注射抬举征阴性者；肿瘤表面有瘢痕；凝血功能障碍，有出血倾向；超声内镜显示病变已浸润黏膜下层。

二、术前准备

（一）患者准备

（1）核对患者基本信息，如病历（手术三方核查表、粘贴单）、手腕带、手术部位、手术间、申请单。核查知情同意书，确认相关检验结果，各种风险因素是否已经纠正。

（2）做好患者心理护理，安慰患者，消除紧张情绪。

（3）观察患者皮肤完整性（有无压力性损伤），去除患者体外金属物品，取下活动义齿及眼镜。

（4）患者术前禁食6～8h，禁水至少4h。检查前30min协助患者口服祛泡剂（如20～40℃温水50mL+西甲硅油5～6mL+链蛋白酶20000IU+碳酸氢钠1g）；检查前5min口服2%利多卡因胶浆10mL，在咽部含服2min后咽下。

（5）协助患者取左侧卧位，手术床置乳胶垫及乳胶头圈垫（图5-5-1），预防骨突处压力性损伤。下肢使用抗血栓压力泵（图5-5-2），防止下肢动静脉血栓。协助麻醉术者进行术前准备，备好麻醉咬口。连接各类导线、心电监测、吸氧，建立静脉通路（选择≥22G留置针并接三通2个）连接液体。

（6）麻醉护士观察患者生命体征变化，做好记录。

（7）护士与术者进一步沟通确认患者术中用物及注意事项。

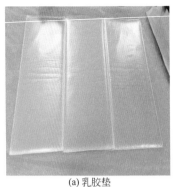
(a) 乳胶垫

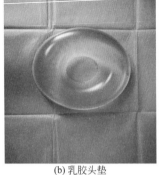
(b) 乳胶头垫

图 5-5-1　乳胶垫和乳胶头垫

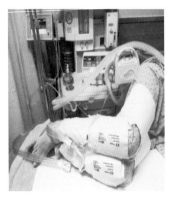
图 5-5-2　抗血栓压力泵

（二）设备及用品准备

1. 常规用物

同胃镜检查。手术台上另备一次性治疗碗、注射器、生理盐水、亚甲蓝（图 5-5-3）。台下备固定液、大头针、标本固定板。

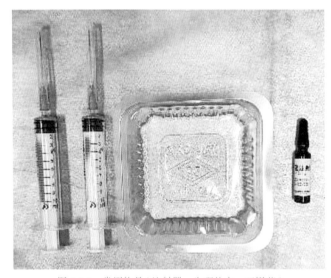
图 5-5-3　常用物品（注射器、生理盐水、亚甲蓝）

2. 手术器械

ESD 常规用物有注射针、透明帽、切开刀、止血钳等（图 5-5-4）。另备金属夹及圈套器等，需与术者沟通选择正确种类及型号。

3. 内镜设备

内镜主机及光源机、治疗内镜及放大内镜。

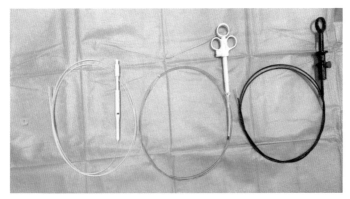

图 5-5-4　手术器械

4. 充气设备

开启 CO_2 总开关，并确保气量充足，压力表 4MPa 以上。

5. 备好负压吸引

负压吸引 2 套及吸痰管，确保负压吸引通畅有效。

6. 内镜高频电刀

遵医嘱选择手术模式，检查患者局部皮肤，将电极贴贴于患者肌肉丰富处。

7. 内镜工作站测试

确保内镜工作站、计算机图文储存系统、打印机功能正常，扫码确认患者及内镜，选择护士姓名并打开监控。

8. 内镜测试

将内镜连接光源、主机、气泵后开机，做好白平衡，检查内镜图像，注气、注水，吸引功能正常，放大内镜放大功能正常，确定 Air 按钮处于 STBY 状态。

（三）工作人员准备

仪表端庄，服装整洁，穿戴标准防护用品（口罩、帽子、无菌手术衣、无菌手套、防护鞋）。

（四）麻醉与监护

麻醉医师实施气管插管全身麻醉，护士做好心电、血压、血氧饱和度、呼气末二氧化碳监测，密切观察患者生命体征变化。

三、术中配合

（1）再次核对患者信息。

（2）合理摆放内镜主机及电切刀（必要时根据术中情况选择合理的电切模式），

电极贴粘贴正确并显示正常运行（绿灯亮）。

（3）根据手术需要开启 CO_2 气泵及主机空气 CO_2 开关。

（4）术中密切观察患者的生命体征，确保各管路安全通畅。

（5）密切配合术者完成手术，术中及时与术者保持沟通，及时处理并发症。

（6）手术配合注意事项

① 气管插管前先将带固定带的麻醉咬口一端套于气管插管上，而后进行气管插管，最后将咬口完整给患者戴好并固定气管插管。

② 手术开始前要固定好电切刀和附送水脚踏顺序和位置，利于手术顺利进行。

③ 注射针使用时要在体外排气，收针的状态下递给术者避免划伤；在使用中如果镜下看不到针头时要保持收针状态，避免损伤组织及内镜管道。

④ 在使用切开刀注水时刀头要收回，刀头上的黏液或组织要及时清理。

⑤ 术中用电凝止血钳止血时电切刀要更换至软凝状态。

（7）手术过程步骤　染色、确定病变并标记、黏膜下注射、黏膜预切开、黏膜下剥离、创面处理、标本处理（图 5-5-5）。

① 染色：使用 1.5% ～ 3% 复方碘溶液喷洒染色食管，用 0.4% 靛胭脂溶液染色胃肠道。使用喷洒管染色时，应对准病变匀速推注。

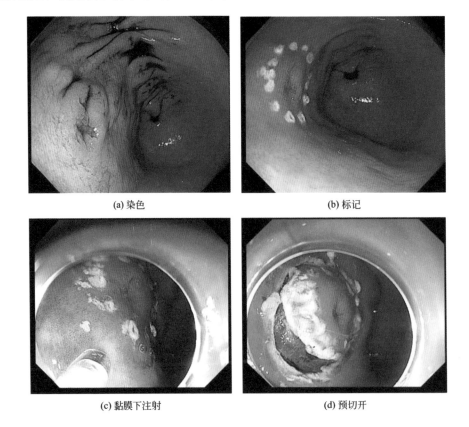

(a) 染色　　　　　　　　　　　　　　(b) 标记

(c) 黏膜下注射　　　　　　　　　　　(d) 预切开

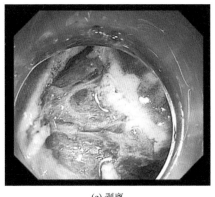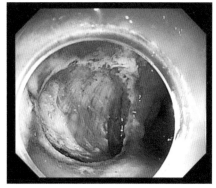

(e) 剥离　　　　　　　　　　　　　　　　　(f) 创面处理

图 5-5-5　ESD 手术过程

② 标记：充分暴露病变视野在病灶外缘 5mm 处以切开刀电凝标记。

③ 黏膜下注射：注射点在邻近标记点外侧进行，多点黏膜下注射。注射速度不宜过快，病变隆起适中。

④ 预切开：调节好电切刀模式，手术刀沿标记点外侧缘切开黏膜层。

⑤ 剥离：追加黏膜下注射后将黏膜下层进行剥离。

⑥ 创面处理：电凝止血钳止血，对于可见裂孔或较深创面可用金属夹缝合。

（8）病理标本管理　病理标本处理步骤如下。

① 用灭菌生理盐水冲洗标本。

② 将标本充分延展。

③ 标本黏膜面朝上固定于泡沫板上并测量大小，标注口侧、肛侧。

④ 标本存放于装有固定液的标本袋中送检，固定液需没过标本。

⑤ 打印包含患者信息的病理标贴，贴于标本袋上。

（9）术中并发症的处理　出血和穿孔是 ESD 的主要并发症。

① 出血：密切观察手术部位视野是否清晰，若见小血管可直接 ESD 切开刀电凝止血；若出血应随时冲洗创面并及时用止血钳电凝止血，此时护士动作要迅速，保证止血过程有条不紊。

② 穿孔：对于可见较深创面或裂孔或腔外脂肪者，应用金属夹缝合裂孔。

四、术后护理

（1）取下电极贴，安装床档，密切观察患者，保持输液等各管路通畅（评估穿刺部位有无红肿，有无渗血渗液。若发现外渗，外周静脉通路者应及时拔除或更换。妥善固定各管路，按要求标注留置时间）。

（2）用过的手术内镜做好床旁预处理，正确放置污染内镜，并用转运车送至洗消间。

（3）备好吸痰物品，协助麻醉术者拔除气管插管，待病情稳定后与麻醉术者共同将患者转运至恢复室。

（4）正确填写患者手术三联单并将其与病历送至恢复室。

（5）整理手术用物，用消毒湿巾擦拭主机、治疗车及一切有可能被污染的地方。诊疗单元做好终末消毒，其他按照医疗垃圾管理规范处理。

（6）恢复室护士密切观察患者恢复期病情变化，做好记录。如有病情变化及时汇报麻醉医师处理。

（7）恢复室护士、麻醉师与病房术者清楚地交接患者病情及管路等，保证患者转运安全。

（8）术后健康指导

① 按麻醉术后护理常规。

② 遵医嘱禁饮食24h，之后进流质食物3天，之后进无渣软食1周，特殊患者遵医嘱。

③ 术后卧床休息，避免劳累和运动。

④ 遵医嘱使用制酸药和胃黏膜保护药。

⑤ 注意患者腹痛或腹胀等情况，发现症状及时通知术者。

⑥ 做好出院指导，叮嘱患者及家属注意饮食、休息等事项，如出现腹痛、腹胀、呕血、黑粪等情况及时就诊。

第六节　上消化道狭窄扩张和支架置入术

上消化道狭窄导致患者不能正常进食，长时间可引起营养不良及机体水、电解质紊乱等。常见病因有炎性狭窄、术后吻合口狭窄、良性或恶性肿瘤性狭窄、外压性狭窄、烧伤后狭窄、食管动力性狭窄（贲门失弛缓症）、发育异常等。通过内镜下治疗，可以良好地解除狭窄部位的通过障碍，并具有创伤小、安全、有效、可重复操作等优点。目前，主要的内镜下治疗措施有经内镜狭窄扩张、经内镜支架置入、经内镜肌切开治疗贲门失弛缓症等。本节介绍上消化道狭窄扩张和内支架治疗。

一、上消化道狭窄扩张

（一）适应证与禁忌证

1.适应证

（1）食管炎性狭窄。

（2）食管术后吻合口狭窄。

（3）食管烧伤后狭窄。

（4）先天性狭窄如食管环或食管璞。

（5）食管癌放疗术后狭窄。

（6）失去手术机会的食管癌。

2. 禁忌证

（1）不能合作者如精神疾病、阿尔茨海默病等患者。

（2）严重心肺功能不全。

（3）狭窄严重，内镜无法通过，治疗非常困难者视为相对禁忌证。

（4）有凝血功能障碍者。

（5）食管化学性灼伤后的急性炎症期。

（6）手术瘢痕狭窄者，在术后 3 周内不宜扩张。

（二）术前准备

1. 患者准备

（1）术前行胃镜或 X 线钡剂造影。重度狭窄、疑有食管气管瘘的患者应先行复方泛影葡胺造影，了解狭窄部位情况。必要时做活体组织病理学检查以明确病因。

（2）完善血常规、凝血功能和肝肾功能等生化检查以及心肺功能检查。

（3）长期服用抗凝药物治疗者，酌情停药 1～7 天后进行该项治疗。

（4）检查前 24～36h 应进食流质食物，禁食时间根据狭窄程度而定，以保证手术当日上消化道无食物残留。

（5）向患者及家属说明扩张治疗的目的、简单过程和可能发生的并发症，取得患者及家属的理解配合，并签署知情同意书。

（6）不能配合操作的患儿，需在全麻下进行，以防发生意外。

2. 用物准备

（1）常规用物　口垫、50mL 注射器、纱布、灭菌注射用水、生理盐水、去甲肾上腺素、治疗碗、过滤纸、镊子、病理标本瓶、床侧预处理用物（含酶擦拭巾、含酶溶液）、橡胶手套、一次性中单、胶布、棉签、卫生纸、西甲硅油、咽喉麻醉药、鼻导管、吸痰管等。

（2）治疗设备及附件　胃镜、内镜工作站、心电监护仪、氧气装置、负压吸引装置、麻醉相关设备、探条式扩张器、球囊扩张器、金属导丝、扩张压力泵、止血夹等。

① 探条式扩张器（又称 Bourgie 扩张器或 Savary 扩张器）：目前国内使用的大部分是硅胶制成的探条式扩张器，外径有 5mm、7mm、9mm、11mm、13mm、15mm 6 种不同规格。扩张器前端为锥形，中间中空，可通过导丝，有不透光标志，可在内

境下和(或)X线引导下进行。探条式扩张器一般用于非动力性狭窄、肿瘤性狭窄、吻合口狭窄和炎性狭窄。

② 球囊扩张导管：可分为两种。可以通过扩张压力泵(图5-6-1)增加水囊内的压力而改变水囊的直径，长度5.5cm，外径有8～20mm不同规格，可通过导丝或不通过导丝。球囊扩张导管(图5-6-2)可以用于晚期食管癌狭窄、吻合口狭窄和食管化学性烧伤后狭窄。

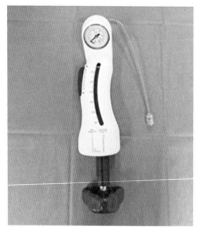
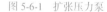
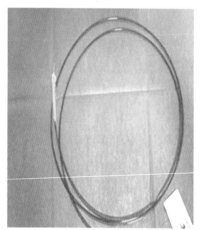

图 5-6-1　扩张压力泵　　　　　　图 5-6-2　球囊扩张导管

（三）术中配合

1. 患者护理

（1）核对患者基本信息及诊疗项目，核查检查资料，确认知情同意书签署情况。

（2）患者于术前30min口服祛泡剂，5～10min口服2%利多卡因胶浆10mL。

（3）再次向患者说明检查目的和大致过程，并交代术中注意事项，解除患者焦虑和恐惧，取得合作。

（4）患者取屈膝左侧卧位，头部垫适宜的枕头，解松领扣和裤带，使头略向后仰，使咽喉部与食管成一直线。取下单个活动义齿及眼镜，枕下垫一次性垫巾，口侧放置弯盘以承接口腔流出的唾液或呕吐物，放置口垫。

（5）无痛诊疗患者连接心电监护仪，吸氧。

2. 术中操作配合

（1）探条式扩张器扩张法

① 进镜：术者插入胃镜观察狭窄部位情况，准确记录狭窄距门齿的距离。

② 进导丝：将金属导丝经钳道插入，最好在X线监视下确认导丝穿过狭窄段。术者退镜，护士送导丝，两者速度保持一致，保证导丝在胃内未弯曲且不滑出，直

至内镜将全部退出时，将导丝交给术者。

③ 接镜：护士接过胃镜行床旁预处理，将胃镜挂于内镜架上。

④ 扩张：护士沿导丝送入探条，送入扩张探条时用力要轻柔、缓慢。当探条通过狭窄后停留 1 ～ 3min，保留导丝并退出探条。退探条时需匀速，同时向前进导丝，勿让导丝一同退出。探条的选择根据病变狭窄程度而定，从小到大逐条扩张，直至术者判定扩张至理想直径。

⑤ 再次进镜：再次进镜观察狭窄部位扩张后组织损伤及出血情况，后退镜。

⑥ 退镜后处置：协助患者取下口圈，并将口腔周围的黏液擦净；用过的内镜床旁预处理；对清醒患者，应再次询问患者有无不适，无特殊不适可送患者回病房；对无痛检查患者，应协助麻醉医师送至麻醉恢复室；清洁、消毒诊间环境。

（2）水囊扩张法

① 进镜：同探条式扩张器扩张法。

② 进水囊扩张导管：选择合适的水囊扩张导管，去除塑形外套管，采用水溶性润滑剂润滑球囊。经内镜活检孔道插入导管，先端部插入狭窄处，使球囊通过狭窄部位，然后缓慢退出至球囊中点处于扩张目标处。

③ 如患者狭窄较重或弯曲成角，可先行插入导丝，确认导丝位置后沿导丝插入球囊扩张导管。

④ 扩张：确认水囊位置后，连接压力泵，向水囊内缓慢注无菌水，并及时告知术者压力指数，观察狭窄部位扩张程度和黏膜有无撕裂。术者固定好镜身和扩张导管，使扩张起来的水囊恰好位于狭窄处。根据病情需要使压力保持在 3 ～ 8kPa，水囊扩张直径为 12 ～ 18mm。保持 2 ～ 5min 后，抽尽水囊中的无菌水。此过程可反复多次，直至扩张效果满意，将球囊扩张导管退出钳道（图 5-6-3 ）。

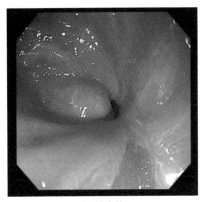

(a) 治疗前

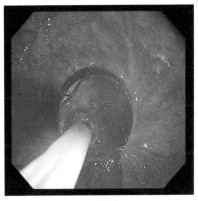

(b) 治疗中

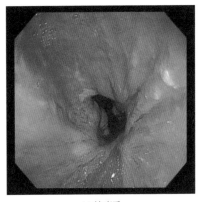

(c) 治疗后

图 5-6-3　水囊扩张导管治疗过程

⑤ 再次进境：同上。

⑥ 退镜后处理：同上。

（3）注意事项

① 术前对水囊扩张导管的水囊进行检查和塑形处理，保持最小体积便于通过内镜钳道和消化道狭窄部位。如遇插入阻力，不能强行用力，必要时行 X 线透视下操作。

② 若患者生命体征出现异常变化或感疼痛难忍应立即停止扩张，以免因扩张过度后黏膜撕裂过深而导致大量出血、穿孔等严重并发症。

③ 在插入扩张器特别是扩张探条时忌强行用力。注意保持导丝的固定，避免滑出。

（四）术后护理

1. 严密观察

术后严密观察有无胸痛、呼吸困难或吞咽困难、咳嗽或皮下气肿、消化道出血等并发症，术后 24h 严密观察血压、脉搏和大便颜色。

2. 饮食护理

禁食 6h，6h 后无特殊不适，可进食温凉流质食物 1～2 天，再进食半流质食物，逐步向普食过渡。避免刺激性食物和暴饮暴食，减少油腻食物的摄入。餐后 2h 或睡眠时应抬高床头 15°～30°，防止食物反流。

3. 卧床休息

注意休息，避免用力咳嗽及过多的体力活动。

4. 健康宣教

（1）告知患者术后可能会出现吞咽困难加重的情况，嘱其不必紧张，是因扩张导致狭窄部水肿，2～3 天可自行缓解。

（2）进食宜少量多餐，细嚼慢咽，避免暴饮暴食，尽量不进食油腻或刺激性强的食物，以免胃酸增多引起反流症状。

（3）扩张后均有不同程度的胸痛，应向患者解释并安慰患者，一般 2～3 天后症状会消失。如胸痛加重，应告知术者，并行相应处理。

（4）术后再次出现吞咽困难，可再行扩张手术。两次扩张治疗应间隔 1 周左右。

二、上消化道支架置入术

上消化道支架置入术是治疗食管狭窄的有效方法之一，具有创伤小、痛苦少的优点，通过内镜下支架置入，以期再通狭窄，缓解梗阻引起的吞咽困难，阻断食管气管瘘，增进患者营养状况和生活质量。近年来，又出现了可回收食管支架，尤其适用于术后良性吻合口狭窄、扩张治疗后狭窄复发率高、需反复扩张的患者。一般放置7～14日，治疗效果明显。

（一）适应证与禁忌证

1. 适应证

（1）不能手术治疗的晚期食管癌、贲门癌引起的食管狭窄，或伴有食管气管瘘、纵隔瘘的患者。

（2）炎症性损伤、放射性损伤、化学腐蚀性损伤、贲门失弛缓症等引起的狭窄。

（3）食管癌、贲门癌术后或放疗引起的瘢痕狭窄及肿瘤复发引起的狭窄。

（4）高龄或伴有其他疾病，一般情况差，不能承受外科开胸手术的食管癌患者。

2. 禁忌证

（1）严重心肺系统疾病，恶病质，肝肾功能不良，全身情况差，不能耐受该诊疗项目。

（2）存在多发性消化道狭窄或梗阻。

（3）颈段高位吻合口狭窄，内镜提示狭窄口侧端距离声门＜2cm。

（二）术前准备

1. 患者准备

（1）术前需行胃镜、X线食管钡餐或含碘水溶性对比剂造影等检查。了解狭窄部位、长度、狭窄程度和弯曲度等。

（2）进行心肺功能、血常规、血型、凝血常规等常规检查。

（3）术前禁食禁饮12h以上。如食管内有食物残留时宜延长禁食时间，必要时可采用胃管下清洗。

（4）向患者及家属讲解支架的安置方法、效果、可能的并发症、术后不适并交代有关材料的选择与费用等，取得理解及配合，缓解紧张和恐惧心理，并签署知情同意书。

（5）术前停用7天影响凝血功能的药物，有凝血功能障碍者及时纠正。

2. 器械准备

（1）常规用物 同上消化道狭窄扩张。

（2）治疗设备及附件 超细胃镜、内镜工作站、心电监护仪、氧气装置、负压吸引装置、麻醉相关设备、水囊扩张导管（CRE）、食管支架（根据狭窄程度及预后

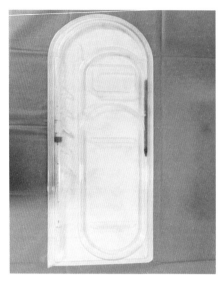

图 5-6-4　食管支架

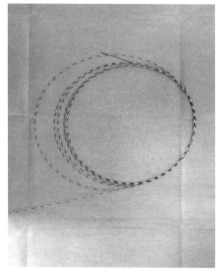

图 5-6-5　导丝

选择不同型号支架，图 5-6-4）、导丝（图 5-6-5）、活检钳、止血夹等。

（三）术中配合

1. 患者护理

同上消化道狭窄扩张。

2. 术中操作配合

（1）进镜　手术医师插入超细胃镜观察狭窄部位情况，准确记录病变下缘及上缘距门齿的距离。胃镜无法通过狭窄段时先行狭窄扩张术。

（2）进导丝　将导丝沿钳道插入。

（3）退镜　配合术者边进导丝边退胃镜，直至胃镜全部退出，护士接过胃镜床旁预处理后，将胃镜悬挂于镜架上。

（4）放支架　再次核实支架类型、规格与治疗所需一致（选择支架时一般上下缘分别超过病变部位 2cm）。润滑支架前端，经导丝引导，将支架置入器经口置入患者食管，经过咽部时可嘱患者下颌稍向上抬，支架更易通过。

（5）再次进镜　插入胃镜，调整支架位置直至支架中点基本与病变中点吻合。

（6）支架释放　护士松开安全帽，缓慢退出置入器外套管将支架完全释放。将支架置入器和导丝一并退出患者体外，支架置入完成（图 5-6-6）。

（7）退镜后处置　同上消化道狭窄扩张。

3. 注意事项

（1）释放支架遵循"边放边拉"原则，先满足远端，远端张开后边释放边往近端牵拉，对近端准确定位后再完全释放（图 5-6-7）。

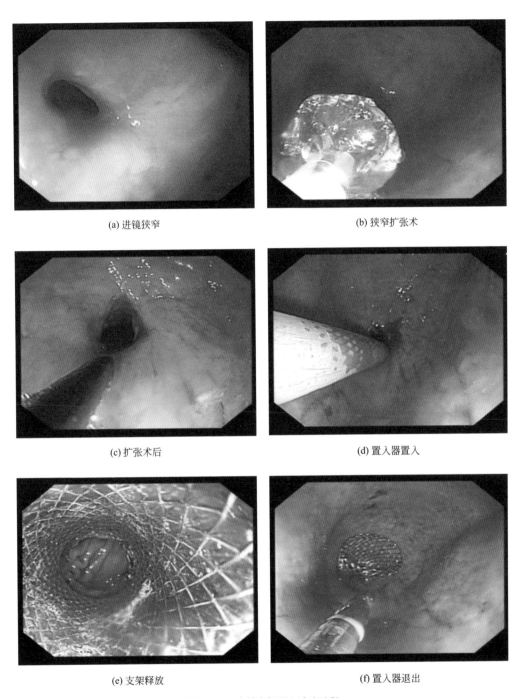

(a) 进镜狭窄

(b) 狭窄扩张术

(c) 扩张术后

(d) 置入器置入

(e) 支架释放

(f) 置入器退出

图 5-6-6　食管支架置入治疗过程

（2）可回收支架需将回收线妥善固定于患者耳面部（将回收线经鼻引导出鼻腔，在鼻翼、侧面部、耳郭等处用胶布固定）。

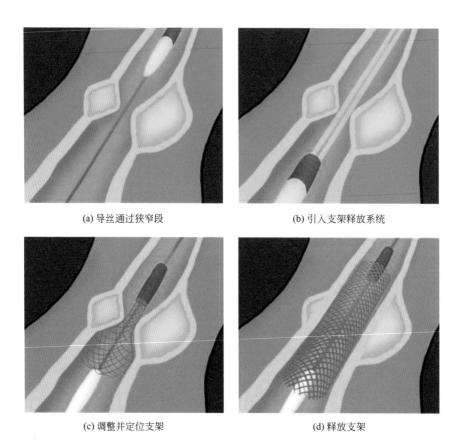

(a) 导丝通过狭窄段　　　　　　　　　　(b) 引入支架释放系统

(c) 调整并定位支架　　　　　　　　　　(d) 释放支架

图 5-6-7　食管支架放置示意

（四）术后护理

1. 严密观察

术后严密观察生命体征，特别是血压、心率变化，防止食管支架诱发心肺疾病。患者术后若有恶心、呕吐、胸痛、食管反流等症状，可遵医嘱对症处理。

2. 饮食护理

（1）支架置入后 20h 内才能完全打开，为了避免支架移位，术后禁食 24h。

（2）1 周内进食流质，1 周后逐渐过渡到半流质、软食，宜少食多餐、细嚼慢咽。

（3）勿进食干、硬、大块及粗纤维的食物，以免导致支架堵塞，若发生可行胃镜下异物取出术。

（4）忌烫、热、冷及酸性食物，防止食管支架热胀冷缩或腐蚀，造成支架变形、移位或脱落。若发生，可试行胃镜下调整支架位置。无法调整的可再次重叠放置。

（5）进食前后饮少量温水冲洗食管，以免食物滞留堵塞。

3. 休息与活动

卧床休息，避免大幅度体位改变，防止支架移位。食管反流者，休息时可半卧位，避免食管反流。

4. 心理护理

告知患者支架置入术后有一定的适应阶段，减轻心理压力。

第七节　内镜下经黏膜下隧道肿瘤切除术

消化道黏膜下肿瘤（submucosal tumor，SMT）指来自于消化道黏膜层以下的病变，大部分为良性肿瘤，但部分具有恶变潜能。传统的内镜下电切除术治疗易致穿孔，尤其是对于深层的黏膜下肿瘤，可能需要全层切除而难以缝合，甚至需要追加外科手术缝合。内镜下黏膜下隧道肿瘤切除术（submucosal tunneling endoscopic resection，STER）是治疗消化道固有肌层肿瘤的一种新兴的内镜治疗技术，STER 既能对 SMT 进行完整切除，同时能有效防止穿孔，与外科手术相比，具有创伤小、并发症少和恢复快等优势。

一、适应证与禁忌证

1. 适应证

（1）黏膜下病变　食管、贲门、胃（底、体、小弯）病变。

（2）固有肌层肿瘤　直径小于 3.5cm 的固有肌层肿瘤。

2. 禁忌证

（1）合并严重凝血功能障碍、严重器质性疾病等无法耐受手术者。

（2）因肿物附近消化道黏膜下层严重纤维化而无法成功建立黏膜下隧道者。

二、术前准备

（一）患者准备

（1）术前禁食 6h，禁饮 2h 以上。

（2）完善心肺功能、血常规、凝血功能和肝肾功能等检查。

（3）长期服用抗凝药物治疗者，酌情停药 1～7 天后进行该治疗。

（4）向患者及家属解释治疗的目的、操作过程、预期疗效、可能的风险和并发症，取得患者及家属的理解配合，缓解紧张及焦虑情绪，并签署知情同意书。

（二）器械准备

1. 常规用物

同胃镜检查用物。

2. 治疗设备及附件

胃镜、透明帽、内镜工作站、心电监护仪、氧气装置、负压吸引装置、高频工作站（图 5-7-1）、麻醉相关设备、冲水设备、二氧化碳设备、注射针、切开刀（图 5-7-2）、黏膜下注射液（靛胭脂染色剂、生理盐水、肾上腺素）、导丝、电止血钳、圈套器、网篮、金属夹、急救设备药物等。

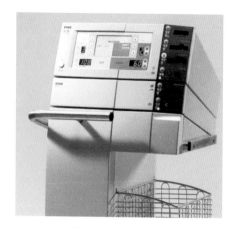

图 5-7-1　高频工作站

三、术中配合

（一）患者护理

同 ESD 患者护理。

（二）术中操作配合

1. 定位

医师胃镜头端附加透明帽，内镜下寻找肿瘤，准确定位。

2. 隧道口

选择距离 SMT 进口侧 3 ～ 5cm 处食管或胃黏膜做切口切开，及时电凝止血。

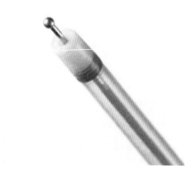

图 5-7-2　切开刀

3. 隧道的建立

护士使用注射针将黏膜下注射混合液（2 ～ 3mL 靛胭脂、1mL 肾上腺素和100mL 生理盐水），纵行切开黏膜 1.5 ～ 2.0cm，内镜沿切口进入黏膜下，逐步分离黏膜下层及固有肌层，隧道建立至肿瘤下 1 ～ 2cm，注意止血。

4. 肿瘤的剥离

内镜直视下，应用切开刀沿肿瘤周围分离瘤体，保持包膜完整性，将瘤体完整切除，注意避免损伤浆膜层。

5. 取标本

圈套器或网篮取出标本。

6. 关闭隧道口、退镜

以 APC、止血钳处理出血灶及可见小血管，用生理盐水冲洗隧道，吸引隧道内残留气体及液体，金属夹对缝黏膜切口，退出胃镜（图 5-7-3）。

7. 退镜后处置

同 ESD 患者退镜后处置。

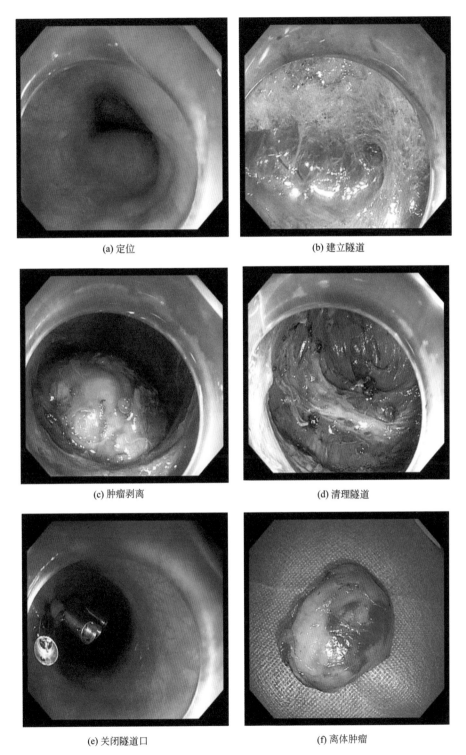

(a) 定位

(b) 建立隧道

(c) 肿瘤剥离

(d) 清理隧道

(e) 关闭隧道口

(f) 离体肿瘤

图 5-7-3 STER 术治疗过程

注意事项如下。

（1）术中严密观察生命体征，保持呼吸道通畅，注意有无穿孔现象（腹腔积气）。

（2）预防出血的方法是及时电凝可见的小血管。护士要及时清除刀头的焦痂，以免影响操作。

（3）及时止血的要点是通过冲水迅速判断出血点位置，快速电凝止血。护士要了解操作医师的想法并对其指令做出最快反应。

（4）术中并发症处理　对于术中出现气胸的患者，可用深静脉穿刺细管替代常规粗的胸腔引流管，于气胸侧锁骨中线第3、4肋间处穿刺排气，术后接胸腔闭式引流瓶继续引流，促进压缩的肺组织扩张；气腹患者，以腹腔穿刺针排气，确认无气体自排气针中排出时再拔除。

四、术后护理

1. 术后观察

监测患者生命体征，观察患者有无胸闷、气急、发绀、发热、腹痛和腹胀等症状。

2. 饮食护理

术后禁食 24 ～ 48h，如患者无明显不适，生命体征平稳，逐步过渡至流质食物。

3. 用药护理

术后常规予以质子泵抑制药（proton pump inhibitor，PPI）抑酸、止血、抗感染和营养支持等治疗，观察用药后有无不良反应。

4. 随访

建议患者术后1个月、3个月、6个月内镜随访，观察创面及肿瘤有无复发残留。

第八节　贲门失弛缓症内镜下治疗

贲门失弛缓症（esophageal achalasia，EA）是最常见的食管运动障碍性疾病，其特征是食管缺乏蠕动和食管下括约肌（LES）松弛不良。临床表现为吞咽困难、食物反流、胸骨后疼痛、呕吐、全身营养不良、吸入性呼吸道感染。

一、经口内镜下肌切开术

经口内镜下肌切开术（peroral endoscopic myotomy，POEM）是一种通过"隧道"内镜技术进行肌切开的微创新技术，2008年首次用于贲门失弛缓症的治疗。我国于 2010 年开始临床使用 POEM，经过近年的迅速发展，目前已成为开展该技术最多的国家。POEM 作为一种新的内镜治疗贲门失弛缓症的治疗技术，通过内镜下建立黏膜下"隧道"，切断食管下段及胃上端的环形肌束，从而减轻食管下端括约肌（LES）的压力。它既避免了传统外科手术及腹腔镜手术创伤大、恢复慢、破坏其解剖结构与生理功能的缺点，还具有缩短住院天数、患者接受度高的优势。

（一）适应证与禁忌证

1. 适应证

（1）确诊为贲门失弛缓症并影响生活质量者均可接受 POEM 治疗。

（2）需通过食管隧道进入纵隔或胸腔行 NOTES 术后。

2. 禁忌证

（1）合并严重凝血功能障碍、严重器质性疾病等无法耐受手术者。

（2）因食管黏膜下层严重纤维化而无法成功建立黏膜下隧道者。

（3）食管下段或齿状线附近有明显炎症或巨大溃疡者，是 POEM 手术的相对禁忌。

（二）术前准备

1. 患者准备

（1）完善患者血常规、凝血功能、心肺功能以及上消化道钡餐、食管测压、胃镜检查。

（2）评估患者的病程、症状评分、既往治疗史。

（3）向患者及家属讲解关于 POEM 术的治疗方法、效果、可能的并发症及处理方法，取得患者及家属的配合，并签署知情同意书。

（4）术前流质饮食 1 ～ 5 天，禁食 24 ～ 48h，必要时术前用生理盐水冲洗食管或内镜下清除食管内残留内容物，避免影响视野及麻醉后误吸和感染的可能。

（5）食管冲洗 安置胃管于食管腔内，长度为距门齿 35cm，给予生理盐水冲洗食管，一次 50 ～ 100mL，反复冲洗，直至抽出的液体澄清、无食物残渣。食管黏膜水肿严重者可改为 10% 氯化钠溶液（其为高渗溶液，作用于局部，可吸附出黏膜内多余水分，减轻水肿，避免术中出血）。

2. 器械准备

（1）常规用物 同胃镜检查用物。

（2）治疗设备及附件 胃镜、透明帽、内镜工作站、心电监护仪、氧气装置、负压吸引装置、冲水设备、二氧化碳设备、高频工作站、麻醉相关设备、电刀主机、切开刀（图 5-8-1）、注射针（图 5-8-2）、止血钳、透明帽、金属夹、黏膜下注射液（靛胭脂染色剂、生理盐水）、急救设备及药物等。

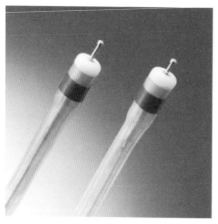

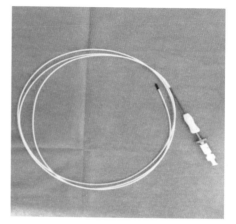

图 5-8-1　切开刀　　　　　　　　　　　　图 5-8-2　注射针

（三）术中配合

1. 患者护理

（1）核对患者基本信息及诊疗项目，核查检查资料，确认知情同意书签署情况。

（2）患者于术前 30min 口服祛泡剂，术前 5min 口服 2% 利多卡因胶浆 10mL。

（3）再次向患者说明检查目的和大致过程，并交代术中注意事项，解除患者焦虑和恐惧，取得合作。

（4）患者取屈膝左侧卧位，头部垫适宜的枕头，解松领扣和裤带，使头略向后仰，使咽喉部与食管成一直线。取下单个活动义齿及眼镜，枕下垫一次性垫巾，口侧放置弯盘以承接口腔流出的唾液或呕吐物，放置口垫。

（5）无痛诊疗患者连接心电监护仪，吸氧。

2. 术中操作配合

（1）进镜注射　术者进镜观察并清除食管内残余的潴留物，再次评估贲门狭窄程度。内镜注射针连接注射液，经钳道插入至距胃食管连接部上方约 10cm 处，伸出针芯，行黏膜下注射，注射毕收回针芯退出注射针。

（2）黏膜切开　以切开刀切开黏膜，切开长度以内镜能顺利进入黏膜下层为宜，一般 1～1.5cm。黏膜切开有纵向、横向之分，一般选择纵向切开。

（3）"隧道"建立　切开刀沿食管黏膜下层自上而下分离，边行黏膜下注射边分离，在黏膜下层和肌层之间形成"隧道"，横向剥离范围约为食管壁的 2/5，长度一般从食管中段切口延伸至胃食管连接部（EGJ）远端 3cm 处，长 5～15cm。原则是长度可保证足够空间进行肌层充分切开。避免穿孔，及时电凝止血。

（4）环形肌切开 EGJ 上方 7～8cm 处用电切刀从上而下纵行切开环状肌至 EGJ 下方 2cm，切开的过程为由浅而深切断所有环形肌束。完全、有效、足够长度的肌切开是保证 POEM 疗效的关键。完整切开环形肌后，一般采用内镜下金属夹进行闭合。

（5）封闭"隧道"入口将"隧道"内、食管腔内液体吸净，用无菌生理盐水冲洗创面，用止血钳电凝创面出血点和小血管，退镜至黏膜层切口，用多枚金属夹由远端向近端夹闭黏膜层切口。金属夹间距离不亦太远，防止食物、黏液等流入，引起术后感染（图5-8-3）。

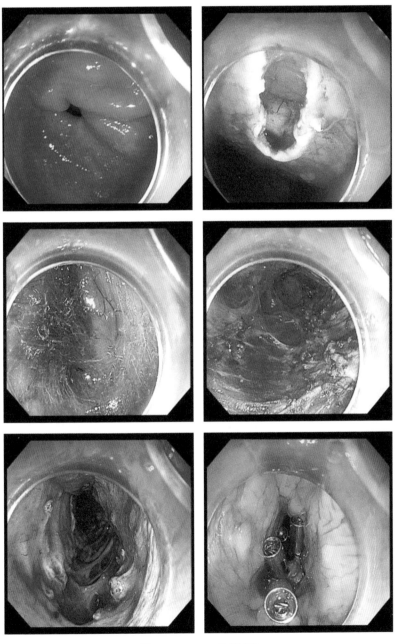

图 5-8-3 POEM 治疗过程

（6）退镜后处置同 ESD 退镜后处置。

3. 注意事项

术中严密观察生命体征，保持呼吸道通畅，注意有无穿孔、气胸等现象。

（四）术后护理

1. 术后观察

严密监测患者生命体征，观察患者有无皮下气肿、胸闷、腹痛腹胀、呕血、黑粪等出血和穿孔症状。

2. 休息

绝对卧床休息 24h，半卧位防止食管反流，影响隧道口愈合。

3. 饮食护理

术后禁食禁饮 24 ～ 48h，静脉补充营养，48h 后如患者无明显不适、生命体征平稳，可进食少量流质饮食，1 周后进半流质食物，逐渐过渡。少食多餐，进食 2 ～ 3h 后不可平卧，避免食管反流。

4. 用药护理

术后常规予以质子泵抑制药（PPI）抑酸、止血、抗感染和营养支持等治疗，观察用药后有无不良反应。

5. 并发症护理

（1）黏膜层损伤　黏膜层损伤可致穿孔，特别是贲门部位，黏膜穿孔破坏了"隧道"的密闭性，可导致食管内容物反流入"隧道"，进而引起纵隔感染，因此可在肌切开完成后，于食管腔内用金属夹夹闭；严密观察腹痛、腹胀情况，必要时放置胃肠减压管，进行引流管护理。

（2）气胸、纵隔气肿和气腹　术后如有轻度纵隔、皮下气肿及气胸通常不需要特殊处理；对于肺压缩体积 > 30% 的气胸，可行胸腔穿刺闭式引流；膈下有少量游离气体、无明显症状者，一般气体可自行吸收；如腹胀明显，可行胃肠减压，必要时用 14G 穿刺针行腹腔穿刺放气。所以建议手术中使用 CO_2 灌注，由于 CO_2 较空气弥散和吸收快，使纵隔、皮下气肿及气胸的气体很快得到吸收。

（3）胸腔积液　胸腔积液发生率约为 40%。严重时尽快安置胸腔闭式引流。

（4）出血　出血发生率为 0 ～ 7%。由于食管下段肌间隙小血管及侧支循环较丰富，因此手术时应随时冲洗创面并予以及时电凝、彻底止血。若患者在术后出现心率加快、血压下降、胸痛进行性加重或呕血、黑粪，应考虑"隧道"内出血可能。此时应及时行胃镜探查，将创面及黏膜下隧道内的积血清除，尽可能暴露创面，用止血钳电凝止血；如出血不明确，可使用三腔二囊管压迫止血。

（5）感染　主要包括黏膜下"隧道"感染、纵隔感染和肺部感染，是 POEM 术后可能发生的并发症，但发生率较低。感染的发生可能与出血和积液相关，所以术前、术后常规使用抗生素，夹闭"隧道"前反复用无菌生理盐水冲洗，金属夹夹闭切口时应严密缝合。

二、内镜下球囊扩张治疗术

贲门失弛缓症的扩张治疗使用气囊扩张导管，该球囊不能通过钳道，球囊直径大，有多种规格，外径可达 25～40mm。气囊内一般有三个刻度，在内镜下可见，刻度有不透 X 线标志，扩张时应使中间标志位于狭窄处。球囊可注气或注水，注水压力更为均匀。在术前应进行检查，再进行塑形处理，保持最小体积。

（一）适应证与禁忌证

1. 适应证

食管动力障碍性狭窄。

2. 禁忌证

（1）不能合作者如精神疾病、阿尔茨海默病等患者。

（2）严重心肺功能不全。

（3）狭窄严重，引导钢丝无法通过，治疗非常困难者视为相对禁忌证。

（4）有凝血功能障碍者。

（5）食管化学性灼伤后的急性炎症期。

（6）手术瘢痕狭窄者在术后 3 周内不宜扩张。

（二）术前准备

1. 患者准备

同上消化道狭窄扩张（见本章第六节）。

2. 用物准备

（1）常规用物同胃镜检查用物。

（2）治疗设备及附件 胃镜、内镜工作站、心电监护仪、氧气装置、负压吸引装置、高频工作站、麻醉相关设备、冲水设备、二氧化碳设备、球囊扩张导管、导丝、活检钳、止血夹、急救设备及药物等。

（三）术中配合

1. 患者护理

同上消化道狭窄扩张（见本章第六节）。

2. 术中操作配合

（1）进镜 术者进镜观察狭窄部位情况，准确记录狭窄处距门齿的距离。

（2）进导丝　将金属导丝经钳道插入，最好在 X 线监视下确认导丝穿过狭窄段。术者退镜，护士送导丝，两者速度保持一致，保证导丝在胃内且未弯曲。当内镜退至门齿时，护士左手扶住内镜，右手固定导丝，确认导丝位置没有移动。术者继续边插导丝边退镜，直至内镜全部退出。

（3）接镜　将导丝交给术者，护士接过胃镜行床旁预处理，将胃镜挂于内镜架上。

（4）扩张　抽空气囊内空气，锁住导管尾端三通接头通气囊的通路，气囊处涂润滑剂便于插入。沿导丝送入气囊，送入深度参考内镜下观察结果。护士固定扩张气囊导管，中间刻度通过横膈平面以下约 2cm 处，护士连接带压力泵的注射器向气囊内注气，一般气囊压力达到 40kPa，维持 1～3min，抽尽气囊中气体或液体，反复 2～3 次。

（5）退导丝和气囊。

（6）进镜检查　再次进镜检查扩张程度及局部损伤情况（图 5-8-4）。

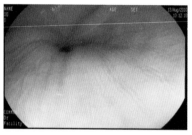

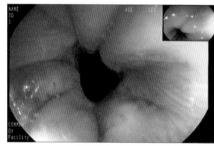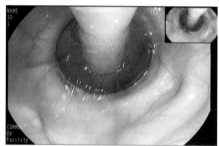

图 5-8-4　贲门失弛缓球囊扩张术治疗过程

（7）退镜后处置　同上消化道狭窄扩张（见本章第六节）。

3. 注意事项

（1）气囊扩张过程中，当球囊充盈时，容易滑出狭窄段。因此必须同时固定好镜身和扩张导管，使扩张起来的球囊中段恰好位于狭窄处，起到扩张狭窄处的作用。

（2）扩张加压时患者会感到局部胀痛，减压后缓解。术前应向患者解释清楚，以取得配合。必要时采用无痛内镜技术。

（四）术后护理

同上消化道狭窄扩张（见本章第六节）。

第九节　超声内镜引导下抽吸活检术

超声内镜（endoscopic ultrasonography，EUS）及其引导下的细针抽吸活检术（fine-needle aspiration，FNA）是指在超声内镜实时引导下，使用穿刺针对消化道及其周围病灶进行穿刺抽吸，以获取组织细胞学诊断的一种技术。EUS-FNA 被认为是检查胰腺占位性病变最敏感的技术，特异性可达 75%～100%，准确性达 80%～90%。随着 EUS 仪器和技术的不断改进，EUS-FNA 已不仅适用于胰腺疾病，也用于其他胃肠道和胃肠道周围病变，如胃肠道黏膜下瘤、腹腔和纵隔淋巴结、腹水及肾上腺病变的诊断。

一、适应证与禁忌证

1. 适应证
（1）胰腺占位性病变。
（2）胰腺周围及腹膜后包块、淋巴结。
（3）纵隔占位性病变及淋巴结。
（4）食管及胃肠道黏膜下包块。

2. 禁忌证
（1）严重心肺脑疾病、器质性疾病等无法耐受手术者。
（2）疑有消化道梗阻、消化道穿孔等危重患者。
（3）食管重度狭窄。
（4）口腔咽喉急性炎症患者、食管或胃急性腐蚀性炎症患者。
（5）凝血功能障碍患者，若 INR ＞ 1.5 或血小板计数低于正常，有出血的风险。一般血小板计数 ＜ 80×10^9/L 时有一定的出血风险；血小板计数 ＜ 50×10^9/L 时不建议进行 EUS-FNA。

二、术前准备

（一）患者准备
（1）完善血常规、凝血功能和肝肾功能等生化检查以及心肺功能检查。
（2）评估患者的病程、症状评分、既往治疗史。

（3）向患者及家属讲解关于检查方法、效果、可能的并发症及处理方法，取得患者及家属的理解、配合，并签署知情同意书。

（4）禁食、禁饮 6h 以上。

（5）了解用药史，长期服用抗凝药物治疗者应停药 7 天以上。

（二）器械准备

1. 常规用物

同胃镜检查用物。

2. 治疗设备及附件

胃镜、内镜工作站（图 5-9-1）、心电监护仪、氧气装置、负压吸引装置、麻醉相关设备、冲水设备、二氧化碳设备、穿刺用超声内镜、穿刺针（由手柄、针鞘、针芯组成，规格为 19 ~ 25G，图 5-9-1）、负压注射器、2mL 注射器、载玻片、组织固定液、无水乙醇、细胞保存液、75% 乙醇纱布、生理盐水纱布、急救设备及药物等。

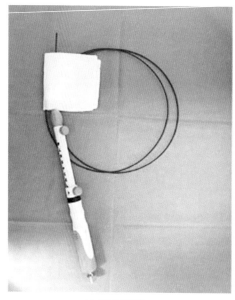

(a) 超声穿刺针

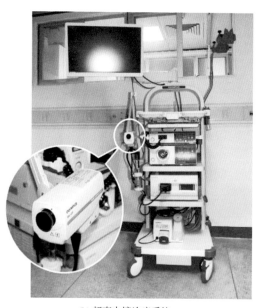

(b) 超声内镜诊疗系统

图 5-9-1　超声穿刺针及超声内镜诊疗系统

三、术中配合

（一）患者护理

（1）核对患者的基本信息、查看术前检查结果、穿刺部位医学影像资料以及核查知情同意书签署情况等。

（2）患者于术前30min口服祛泡剂，术前5～10min口服2%利多卡因胶浆10mL。

（3）再次向患者说明检查目的和大致过程，并交代术中注意事项，解除患者焦虑和恐惧，取得合作。

（4）患者取屈膝左侧卧位，头部垫适宜的枕头，解松领扣和裤带，使头略向后仰，使咽喉部与食管成一直线。取下单个活动义齿及眼镜，枕下垫一次性垫巾，口侧放置弯盘以承接口腔流出的唾液或呕吐物，放置口垫。

（5）无痛诊疗患者连接心电监护仪，给予吸氧。

（二）术中操作配合

1. 病灶测量

患者行EUS探查，显示病灶与消化道层次的关系，选择合适的穿刺部位，应用彩色多普勒功能扫描穿刺区域的血管，以免误伤血管，测量病灶大小，计算最大可穿刺深度及最小应穿刺深度，医师选择最佳穿刺部位。

2. 穿刺针安装

选择合适的穿刺针，安装穿刺针并缩回，滑环锁在"0"的位置，取下活检阀门，将穿刺针插入内镜活检管道，穿刺针手柄固定于内镜活检管道外口。

3. 穿刺

术者固定内镜位置不变，护士解除手柄上的滑环锁，推动手柄至预设的滑环位置（推出针芯），术者采用"握笔式"将穿刺针刺入病灶处，推进穿刺针约1cm，在超声显示屏上可看到穿刺针位置，呈线形强回声（图5-9-2）。

4. 撤针芯

轻轻旋转针芯帽，将针芯后退几毫米，使针尖锐利。穿刺针刺入病灶后，将针芯插回原位，将针道内混入的不需要的组织排除，然后彻底拔出针芯，呈圆形盘曲后放

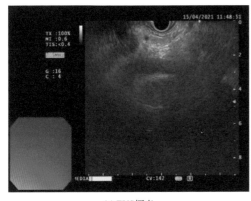
(a) EUS探查

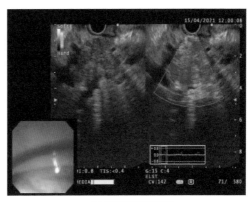
(b) 测量病灶软硬度

图5-9-2

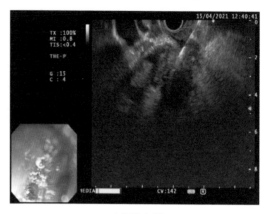

(c) 测量病灶大小   (d) 细针穿刺

图 5-9-2   EUS-FNA 治疗过程

于治疗巾中。

5. 负压注射器

连接已经准备好的负压注射器，打开负压阀。在 EUS 监视下，保持针尖在病灶中，来回抽插。

6. 拔针

缓慢释放负压，向消化管道内注入少量气体，以减少穿刺部位的肠液，然后快速收回针尖并拔针。

7. 病理

针尖对准玻片，针芯缓慢插入针道，将有形的组织条放入福尔马林标本瓶；少许组织液放在干燥载玻片上涂片，然后放进无水乙醇溶液送细胞学检查；其余组织液放细胞保存液瓶内送液基细胞学检查。空针抽 2mL 生理盐水再次推出针道里的剩余组织送检。

8. 湿抽法

将穿刺针内预充生理盐水，负压注射器内抽入 2mL 生理盐水，关闭负压阀，再抽到 5mL 或 10mL 负压，连接到穿刺针。待穿刺针刺入组织后，打开负压阀，来回抽插，完成穿刺。标本处理同上。

9. 退镜后内镜处置

对超声内镜做好床旁预处理，正确放置污染内镜，并用转运车送至洗消间。

四、术后护理

（1）监测患者生命体征及有无腹痛、腹胀、出血、发热等表现，以早期发现出血、穿孔、急性胰腺炎。

（2）饮食护理　患者术后禁食 8 ～ 24h，静脉输液补充能量，逐渐过渡至正常饮食，勿食过热、粗糙、刺激性食物，以免引起穿刺处出血。

（3）卧床休息 24h，避免大幅度体位改变。

（4）用药护理　术后常规予以质子泵抑制药抑酸、止血、抗感染和营养支持等治疗，观察用药后有无不良反应。

第十节　胃镜下胃石碎石取石术

胃石症即存在于胃内的结石，由于摄入某种植物成分及某些矿物质如碳酸钙、钡剂、铋剂等，或误吞入毛发、异物，在胃内凝结成团块。根据其病变来源主要分为植物性胃石、毛发性胃石、药源性胃石和奶源性胃石。既往已有研究证实可乐作为一线治疗药物对植物性胃石症的安全性与有效性，经可乐治疗后胃石仍未缩小或症状未减轻者可胃镜下机械碎石。胃镜下机械碎石是通过一系列治疗器械，包括息肉圈套器、活检钳、有齿钳、网篮、氩离子凝固装置和电动液压碎石设备进行碎石。

一、适应证与禁忌证

1. 适应证

各种原因导致的胃内结石，主要见于空腹进食柿子、软枣、山楂、糯米糕等。

2. 禁忌证

严重的心肺疾病不能耐受胃镜者，脊柱严重畸形者，胃石过大估计所余空间无法张开碎石器套圈套割结石的患者。如伴有结石相关溃疡出血的患者应先进行止血，稍稳定后再进行碎石治疗。毛发性结石因碎石困难建议手术治疗。

二、术前准备

1. 患者准备

（1）术前禁食 6 ～ 8h 以上。

（2）完善患者血常规、凝血功能、心肺功能、CT 等检查。

（3）评估患者的病程、饮食史、既往病史。

（4）向患者及家属讲解治疗方法、效果、可能的并发症及处理方法，取得患者及家属的有效配合并签署知情同意书。

2. 器械准备

（1）常规胃镜检查用物。

（2）治疗设备及附件 胃镜、内镜工作站、心电监护仪、氧气装置、负压吸引装置、麻醉相关设备、内镜下碎石器及加压手柄，内镜下碎石套圈内芯（不同型号大小）、碎石网篮（图5-10-1）、三爪钳、五爪钳（图5-10-2）、活检钳等。

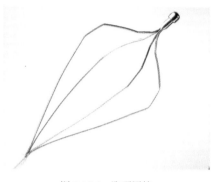

图 5-10-1 取石网篮

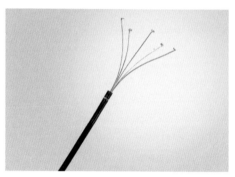

图 5-10-2 五爪钳

三、术中配合

（一）患者护理

（1）核对患者基本信息及诊疗项目，核查检查资料，确认胃镜下胃石碎石取石术知情同意书签署情况。

（2）患者于术前30min口服祛泡剂，术前5～10min口服2%利多卡因胶浆10mL。

（3）再次向患者说明检查目的和大致过程，并交代术中注意事项，解除患者焦虑和恐惧，取得合作。

（4）患者取屈膝左侧卧位，头部垫适宜的枕头，解松领扣和裤带，使头略向后仰，使咽喉部与食管成一直线。取下单个活动义齿及眼镜，枕下垫一次性垫巾，口侧放置弯盘以承接口腔流出的唾液或呕吐物，放置口垫。

（5）无痛诊疗患者连接心电监护仪，吸氧。

（二）术中操作配合

1. 进镜

术者插入胃镜观察胃石位置、大小及形态，根据结石的大小和形态选择适当大小的碎石套圈内芯。

2. 器械选择

（1）对于体积较小、质地软的胃石可选用三爪钳、五爪钳多次钳碎。

（2）对直径＜4cm的质地坚硬的胃石，直接选用网篮或圈套器圈套后取出。

（3）对直径＞4cm的胃石可以先用碎石器分次机械切割，适当使用圈套器再将其切割成直径 2cm 左右碎块，或在胃石表面注射碳酸氢钠注射液，再用碎石网篮粉碎或取出（图 5-10-3）。

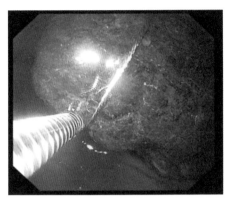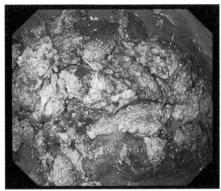

图 5-10-3 胃镜碎石术过程

3. 退器械、退镜。

4. 退镜后内镜处理。

5. 注意事项

（1）胃石巨大无法套入套圈的患者，建议先喝可乐。

（2）胃石伴发溃疡，需要取活检的患者，一般在碎石之后取活检，要避免取活检时出血，不利于视野内的操作。

四、术后护理

（1）术后流质饮食，根据患者情况可继续口服可乐。

（2）给予 PPI、碳酸氢钠口服，尽量保持胃内的中性环境。避免给予铝镁制剂及果胶铋等胶状制剂，不利于结石的溶解。

（3）3 天后复查胃镜，观察结石的消失情况。

第十一节 胃镜下鼻肠管置入术

胃镜下鼻肠管置入术是由胃镜引导，将鼻肠管送至十二指肠或空肠上段的方法。导管终端不在胃内，避免了由于胃排空障碍而导致的呛咳、严重的肺部感染、反流、误吸等并发症。鼻空肠营养管（简称鼻肠管）是目前建立肠内营养通道的重要手段，而胃镜引导下置管具备直视、快速、高成功率、床头可进行等特点，目前已成为主流且成熟的置入方法。

一、适应证与禁忌证

1. 适应证

（1）吞咽和咀嚼困难。

（2）意识障碍或昏迷。

（3）消化道瘘。

（4）短肠综合征、肠道炎性疾病。

（5）急性胰腺炎。

（6）高代谢状态。

（7）慢性消耗性疾病。

（8）纠正和预防手术前后营养不良。

2. 禁忌证

（1）肠梗阻，肠道缺血、肠坏死，肠穿孔。

（2）严重腹胀或腹泻间隙综合征。

（3）严重腹胀、腹泻，经一般处理无改善的患者，建议暂时停用肠内营养。

二、术前准备

1. 患者准备

（1）完善患者血常规、凝血功能、心肺功能以及 CT 检查。

（2）评估患者的病程、症状评分、既往治疗史。

（3）向患者及家属讲解治疗方法、效果、可能的并发症及处理方法，取得患者及家属的有效配合。签署胃镜下鼻肠管置入术知情同意书。

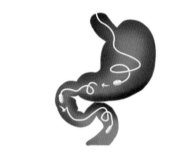

（4）禁食、禁饮 48h 以上，必要时术前用生理盐水冲洗食管或内镜下清除食管内残留内容物，避免影响视野及出现麻醉后误吸和感染。

2. 器械准备

（1）常规用物　胃镜常规用物。

（2）治疗设备、物品准备　胃镜、内镜工作站、心电监护仪、氧气装置、负压吸引装置、麻醉相关设备、鼻肠管（图 5-11-1）、

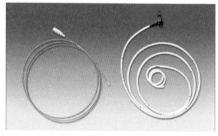

图 5-11-1　鼻肠管复尔凯螺旋形鼻肠管

异物钳等。

三、术中配合

（一）患者护理

（1）核对患者基本信息及诊疗项目，核查检查资料，确认知情同意书签署情况。

（2）患者于术前30min口服祛泡剂，术前5～10min口服2%利多卡因胶浆10mL。

（3）再次向患者说明检查目的和大致过程，并交代术中注意事项，解除患者焦虑和恐惧，取得合作。

（4）无痛诊疗患者连接心电监护仪，吸氧。

（二）术中操作配合

1. 测量长度

患者取半坐位或半卧位，测定鼻肠管插入长度（取胸骨剑突至鼻尖至耳垂的距离，再加15～20cm），标记好该长度在鼻肠管上的位置。

2. 置入鼻肠管

鼻肠管头部涂抹少许液状石蜡，从鼻腔缓慢插入，插至咽喉部时嘱患者做吞咽动作，直至插入胃内。对于单纯性胰腺炎患者由护士经鼻插入营养管约80cm，有部分患者的营养管可以直接进入十二指肠降段。

3. 进镜

经口进胃镜至胃内，观察鼻肠管在胃内的状态。

（1）如鼻肠管在胃内成襻，则用异物钳夹住营养管头端固定，回拉鼻肠管将其拉直。用异物钳夹住营养管头端，轻柔推送鼻肠管至十二指肠降段，松开异物钳，退镜至胃腔，用异物钳钳夹营养管管身，向前推送胃镜和营养管至十二指肠降段；如此反复3～4次即可将营养管送至Treitz韧带以下20～40cm。

（2）对于复杂的、弯曲较大或存在食管狭窄性病变、胃手术后吻合口狭窄、陈旧性十二指肠球部溃疡致球部狭窄等致使胃镜难以通过的病例，需将黄斑马导丝从鼻肠管头端插入，用活检钳夹住导丝头端向远端推送，使活检钳及导丝通过狭窄段，松开并退出活检钳，向远端继续推送导丝（尽可能深放），再沿导丝推送营养管通过狭窄段。确认营养管在胃内未成襻，体外留置长度适中。由护士固定鼻肠管，边嘱患者吸气边后退胃镜。

4. 退镜

退镜后护士床旁预处理胃镜后悬挂于镜架上。

5. 退导丝

通过引导钢丝手柄向管道内注入25～50mL生理盐水，以避免管饲营养液在管道中的酸化，进而避免营养管阻塞。冲洗管道后缓慢退出黄斑马导丝，再退出引导钢丝（图 5-11-2）。

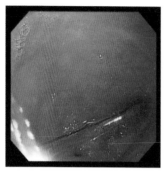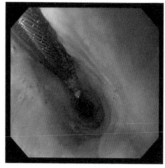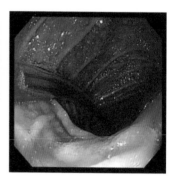

图 5-11-2　鼻肠管置入过程

6. 固定

用胶带将鼻肠管固定在患者的鼻部，避免将管道挤压到鼻腔壁上。

7. 退镜后处置

同胃镜退镜后处置。

四、术后护理

1. 病情观察

置管后观察患者腹部情况、有无食物反流和消化道出血等症状，胰腺炎患者置管后测 3h、24h 血淀粉酶。观察治疗效果，记录 24h 出入量。按医嘱定期监测电解质、肝肾功能、血脂、血糖、尿常规。

2. 鼻肠管常规护理

（1）妥善固定　管道的体外部分应在鼻翼及脸颊做好二次固定，每班测量管道体外部分的长度，并做好记录；嘱患者在活动及翻身时幅度要小，用手扶鼻肠管，以免鼻肠管脱出。

（2）保持通畅　保持鼻空肠管的通畅，避免管道堵塞。每 2 ～ 4h 用 20mL 温开水脉冲式冲管，一定要营养泵持续输注，太慢易堵管，应大于 50mL/h；口服药物尽量选液体剂型，如为片剂应研碎，注意配伍禁忌；42 天更换鼻肠管。

3. 口腔护理

保持口腔清洁，每天给予口腔护理 2 次，为防止误吸应当抬高床头 30° ～ 45°。

4. 并发症预防及护理

（1）胃肠道并发症　恶心、呕吐、腹泻、腹胀是最常见的并发症，发生率高达 60%，主要与营养液渗透压高、输注速度快、胃排空慢有关，所以在输注过程中严格控制输注速度并提倡患者在体力允许情况下多下床活动，以增加肠蠕动，减少胃肠道反应的发生。

（2）误吸 误吸是最严重的并发症，主要好发于昏迷患者与老年患者。为此在输注过程中护士要严密观察患者腹胀情况的发生，如观察腹胀明显且胃区听诊有振水音，应使患者取半卧位 30°～60°。同时停止输注 2～8h，气囊充气量合适，以防营养液反流引起误吸而致吸入性肺炎；经常检查确定营养管是否在空肠内，必要时要行 X 线检查，发现位置改变应及时调整。

第十二节 内镜逆行胰胆管造影下介入治疗

一、内镜下鼻胆管引流术

内镜逆行胰胆管造影术（endoscopic retrograde cholangio pancreatography，ERCP）是指将十二指肠镜插至十二指肠降部找到十二指肠乳头，由活检管道插入造影导管至乳头开口部，注入对比剂，做胰胆管造影，是肝、胆、胰系疾病的重要诊疗方法。

（一）术前准备

1. 用物准备

（1）常规用物 口垫、注射器（50mL、20mL、5mL、2mL 各若干）、一次性治疗碗、纱布、灭菌用水、生理盐水、酒精、去甲肾上腺素、过滤纸、镊子、病理标本瓶、床侧预处理用物（擦拭巾、酶洁液）、橡胶手套、一次性中单、胶布、棉签、固定贴。

（2）附件 切开刀、导丝、鼻胆管、网篮、扩张球囊、取石球囊/网篮、活检钳、造影导管等。

（3）药品 对比剂、解痉药、镇痛药、镇静药、祛泡剂、利多卡因胶浆。

（4）设备 十二指肠镜、C 臂机、高频电刀、心电监护仪、氧气、吸引器等。确保机器正常运作。

2. 患者准备

（1）核对患者基本信息，解释配合注意事项，核查内镜下鼻胆管引流术知情同意书。

（2）摘除金属配饰，穿无纽扣无拉链的衣服，取下单个活动义齿及眼镜，禁饮禁食8h 以上。

（3）患者口服利多卡因胶浆，采取俯卧位，头偏向右侧，右肩下置硅胶垫、戴咬口，治疗巾垫于颌下。

（4）连接心电监护、吸氧。

（5）观察患者血压、心律、呼吸等，正常则可进镜操作。

（6）术前用药　术前 15min 予以解痉药、镇痛药、镇静药（谨遵医嘱），如选择无痛十二指肠镜检查，则在检查前给予开放静脉通道。

3. 护士准备

工作人员应穿防护铅衣，戴铅帽、铅围脖、铅眼镜，放放射计量仪（铅衣内、外各戴一个）方可进入操作间。

（二）术中配合

1. 患者体位

取俯卧位或左侧卧位，头偏向右侧，双臂置于身体两侧，胸前垫硅胶垫。

2. 进镜及插管配合

配合术者进镜，密切观察患者生命体征的变化，十二指肠镜在 X 线下呈倒 "7" 字，寻找乳头，辨清开口，插入切开刀及导丝，根据胰管、胆管解剖的走行，插入导丝，注入对比剂，使胆管显影。对比剂推注速度 0.2 ～ 0.6mL/s 为宜，压力不宜过大，以免过度充盈致胆管内压力升高，引起胆管炎和脓毒血症。

3. 鼻胆管的选择

根据胆管扩张情况选择直头 / 弯头鼻胆管（图 5-12-1）。

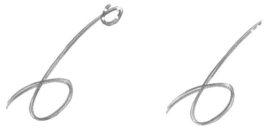

图 5-12-1　鼻胆管

4. 确定引流部位

引流胆管梗阻上方扩张最严重的部位。

5. 越过狭窄部位

通过造影导管 / 切开刀置入导丝并越过狭窄部位。与术者配合，保留导丝，退出造影管 / 切开刀，必要时需先用扩张探条或扩张气囊沿导丝扩张狭窄部位。

6. 取下鼻胆管尾端白帽

将鼻胆管尾端白帽取下，放置在无菌台面上备用（图 5-12-2）。沿导丝插入鼻胆引流管，并送达理想的引流部位。

7. 鼻胆管置放

在 X 线透视下，保持鼻胆管位置不变，逐步退出导丝。退导丝的时机为：到达目标位置后，将导丝退至鼻胆管内 5 ～ 6cm；术者开始退镜时，导丝退约 30cm，注意退镜过程中调整鼻胆管，使其在十二指肠及胃内形成理想的圈襻（图 5-12-3 ）。

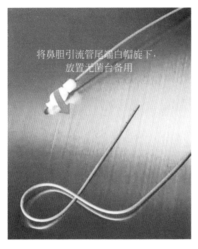

图 5-12-2　鼻胆管尾端白帽

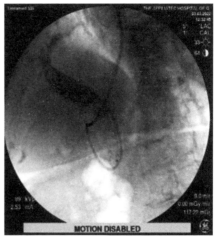

图 5-12-3　鼻胆管置放

8. 退镜

退镜至患者口腔时，护士需配合术者在患者体侧固定鼻胆引流管，术者继续退镜，鼻胆引流管通过活检孔道，保留在目标位置。

9. 采取导丝套取法完成鼻胆管的口鼻腔置换

将鼻胆管末端盘曲放好，选取一段长 42 ～ 45cm 的废弃导丝，弯成椭圆形插入口腔直至接触到咽后壁，借助导丝的自身弹性使其完全占据咽部的腔道，再将吸痰管从一侧鼻孔插入约 20cm，此时鼻导管已落入导丝的"圈套"中，向外拉导丝将吸痰管带出，将鼻胆管尖端插入吸痰管前端圆孔，通过吸痰管的引导将鼻胆管从鼻孔引出，并妥善固定（图 5-12-4 ）。

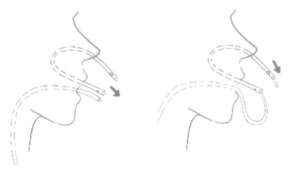

图 5-12-4　鼻胆管置换方法

10. 抽出残存对比剂及胆汁

在尾端安装之前拔下的白帽，用注射器抽出胆管内残存的对比剂及胆汁，连接负压吸引袋（图5-12-5）。

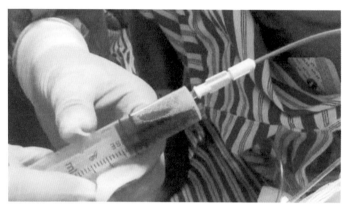

图 5-12-5 抽出残存对比剂及胆汁

（三）术后护理

1. 饮食

术后常规禁食 1～2 天，然后可进流质和半流质食物。

2. 冲洗

定期冲洗鼻胆管或注入药物，避免胆管内压力过高，诱发或加重感染。

3. 观察及检测胆汁

注意胆汁排出量，必要时对胆汁进行常规、细菌学或病理学检查。

4. 放置时间

ENBD 不要过久，以免因大量胆汁流失而影响消化功能。

5. 防治并发症

（1）恶心、咽痛 由于鼻胆管对咽部的刺激，可导致恶心和咽痛，消除患者的恐惧心理，必要时可漱口，保持咽部卫生。

（2）胆管炎 主要发生在引流效果不佳的患者，可取胆汁进行细菌培养和药敏试验，及时调整抗生素。

（3）鼻胆管阻塞及脱落 及时透视或造影检查，必要时用稀释的抗生素液冲洗或重新置入。

（四）注意事项

（1）整个操作过程应在 X 线下完成，否则操作比较困难。

（2）行十二指肠乳头切开术，一般小切开即可。

（3）尽可能选择胆管增粗最显著、引流量最大的部位进行引流，以获得最佳的引流效果。

（4）造影导管应插至梗阻以上，切忌向胆道内注入过多的对比剂，以免增加胆道内压力。

（5）冲洗鼻胆管或经鼻胆管注入药物时，注射量不要过大，注射速度不要过快，以防胆管炎和脓毒血症的发生。

（6）鼻胆管在上消化道内走行路线，原则上沿着胃小弯，不要在胃内或十二指肠内盘过长。

（7）当鼻胆管引流量减少或无胆汁引出时，应考虑鼻胆管脱出胆管系统，予以证实并重新置入。

二、内镜逆行胰胆管支架引流术

胆管引流术包括鼻胆引流术（ENBD）、胆道支架置入术（ERBD）及胆道金属支架置入术（EMBE）。主要适用于急性化脓性胆管炎、肝外胆管癌、胰腺（胰头）癌、十二指肠乳头癌等。

（一）术前准备

1. 用物准备

除 ERCP 诊疗所需准备用物之外，根据患者具体情况准备胰管 / 胆管支架、胆道金属支架。

2. 患者准备

（1）必需的检查项目

① 血常规、尿常规、粪常规 + 潜血、心电图等。

② 肝肾功能、电解质、血糖、凝血功能、血型及 RH 因子、感染指标筛查（乙型、丙型肝炎、HIV、梅毒）。

③ 肿瘤标记物筛查。

④ 碘过敏试验。

⑤ 患者家属签署经内镜胆管支架置入术知情同意书。

（2）根据病情必要时行腹部 CT 或 MRI（MRCP）。

（3）抗血小板药物和抗凝药物应该至少停用 5 天。

（4）按照 ERCP 诊疗要求禁饮食。

3. 护士准备

工作人员应穿防护铅衣，戴铅帽及铅围脖，戴好放射计量仪（铅衣内、外各戴一个），方可进入操作间。

（二）术中配合

配合患者取俯卧位，头偏向右侧，解松裤腰，将硅胶垫垫于胸前，注意保暖和保护四肢免受压伤，必要时使用约束带。给予患者吸氧及心电监测。

1. 胆道塑料支架置入术

（1）配合术者插管成功后，造影确定病变或狭窄位置，确定支架引流的部位。

（2）测量狭窄部位的长度，测量方法分为导丝测量法与支架测量器测量法两种。一般临床中采用扩张导管或切开刀代替支架测量器，在 X 线下保持导丝不动，将切开刀或扩张导管从狭窄位置上端退出乳头，用尺子测量退出的长度。导丝测量法则是扩张导管或切开刀不动，根据导丝退出乳头的长度测量（图 5-12-6）。

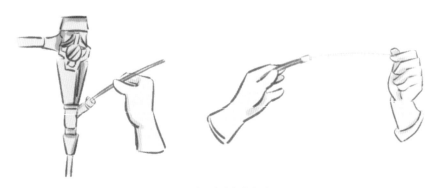

图 5-12-6　测量狭窄部位长度

（3）根据狭窄部位确定支架选用的型号及长度。支架长度一般选取阻塞上部与乳头的距离再加 1cm。

（4）根据经验估计法确定支架的选用：壶腹癌为 4～5cm；胰头癌为 7～9cm；至右肝管为 10～12cm；至左肝管为 13～15cm。

（5）根据梗阻部位狭窄程度，使用胆道扩张导管对狭窄段进行扩张，确保支架可以顺利通过。

（6）置入过程中的配合

① 通过导丝利用推送管将适当粗细和长短的支架推入胆道，使支架通过狭窄。此过程中护士需要拉直导丝，减少推送器进入时的阻力。

② 推送管顶住支架，镜头远离乳头在视野清楚时拔出导丝，退出推送器。

③ X 线下查看支架位置，内镜下观察引流情况，退镜（图 5-12-7）。

注意事项：放塑料支架，到位前立即退内芯，避免内芯反折而退不掉。

（7）支架置入配合要点

① 放置多根支架时应遵循"先左后右""先难后易""先大后小"的原则。

② 分离式支架需明确支架内外端的方向。

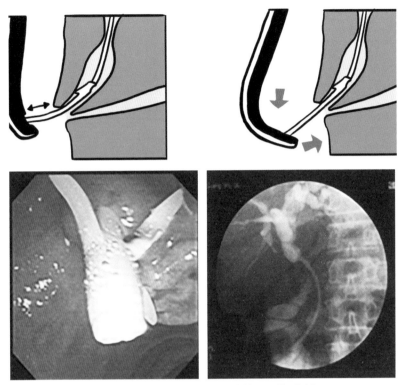

图 5-12-7　胆道支架置入成功后内镜及 X 线下图像

③ 放置支架时，3.2 孔道内镜只能一次放一根导丝，4.2 孔道内镜一次可放两根。

④ 内鞘管应超过预定部位的 3 ～ 5cm。

⑤ 绷紧导丝及内衬管避免成"S"形。拉紧鞘管与术者的插入动作同时用力，保持内鞘管 Mark 点位置相对固定。

⑥ 释放时顶紧推送管，拉出内鞘管及导丝。

⑦ 放置多根支架时，前几根支架乳头外可多留一些，防止后面支架置入时带入乳头内。

2. 胆道金属支架置入

（1）术者将十二指肠镜插至十二指肠降部找到乳头，由活检孔道送入切开刀，医护配合用导丝沿乳头插至胆管，注入对比剂，在 X 线下进行 ERCP（内镜逆行胰胆管造影术），显影确定狭窄胆管位置。送导丝至胆管梗阻段以上，再次注入对比剂，确定梗阻的范围，退出切开刀。根据梗阻部位的狭窄程度，选择扩张探条对狭窄位置进行扩张。

（2）根据狭窄段选择适合的金属支架。

（3）护士在金属支架内鞘管引导钢丝腔内和内外鞘管腔隙内注入生理盐水，轻揉金属支架区域使金属网与外管间松动，便于释放。

（4）沿导丝送推送器至预定胆管区域，固定内鞘管，后拉外鞘管。在 X 线下缓慢释放至 2/3，确认无误后继续后拉外鞘管，直至完全释放（图 5-12-8）。如摄片发现位置不合适时，固定外鞘管，回拉内鞘管至金属支架完全收回至外鞘管内，配合术者重新调整后再次释放。

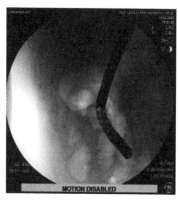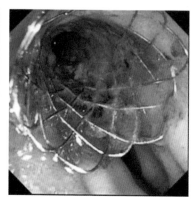

图 5-12-8　胆道金属支架释放成功后 X 线下及内镜影像

（5）注意事项

① 护士应控制对比剂推注的速度，注意推注力不宜太大，速度不宜太快，以透视下观察部位显影满意并且患者无痛苦为准。

② 由于各种胆道金属支架的构造及释放方式不同，所以使用前必须认真阅读了解产品说明书，并根据要求进行准备。

（6）配合要点

① 一手固定内芯不动，另一手缓缓匀速后拉外管。

② 透视下及时调整支架深度"先深后拉"。

③ 透视下缓慢均匀释放，有阻力时不可猛用力，因可能导致释放过快位置不理想。

④ 释放时观察内镜图像乳头外的 Mark，保持 Mark 位置不变。

⑤ 完全释放后，将前端蘑菇头收回才能退出支架推送器，避免直接退出时将支架带出或移位。

三、内镜下胆道碎石与取石术

（一）术前准备

1. 用物准备

十二指肠镜、切开刀、导丝、胆道扩张材料（各类型号的扩张球囊）以及根据患者具体情况准备取石器械。

2. 患者准备

完善各项检查；禁食 6 ～ 8h；签署内镜下胆道碎石与取石术知情同意书；含服利多卡因胶浆局部咽喉部麻醉。

3. 护士准备

工作人员应穿防护铅衣，戴铅帽、铅围脖、铅眼镜，戴好放射计量仪（铅衣内、外各戴一个），方可进入操作间。

（二）术中配合

（1）患者体位俯卧位，头偏向右侧，将硅胶垫垫于胸前，使患者处于放松状态。给予吸氧及心电监测。

（2）配合术者插管成功后，护士配合医师送入导丝，根据术中情况选取合适胆管支架。推注对比剂进行造影，在 X 线监视下缓慢推注，注意推注力量不宜太大，否则会造成胆管内压力升高，引发胰腺炎。造影发现有胆管结石，注药速度不能太快，以免结石被推入肝内胆管，若胰管显影应停止推药，以免胰管压力过高导致胰腺炎，如有肝门部狭窄，禁止推对比剂，可用二氧化碳气体代替。

（3）经 X 线行影像观测胆囊、胆管、肝管是否发生病变。在 X 线下确定胆管结石的大小、部位、数量。根据乳头位置及胆管内结石情况选择是否对乳头进行切开。如需乳头切开时，术者调整切开位置，护士轻轻拉紧切开刀，术者踩凝切踏板进行切开（图 5-12-9）。

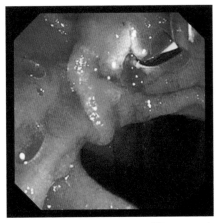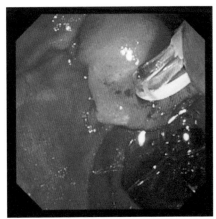

图 5-12-9　十二指肠乳头切开

（4）根据结石部位的狭窄程度选择扩张球囊的型号，配合术者对胆管进行扩张。

（5）网篮取石　退切开刀保留导丝，置入取石网篮，在 X 线下医师将取石网篮越过结石，缓慢张开网篮，医师轻轻抖动将结石置于网篮中，护士轻轻收紧网篮。

术者缓慢将取石网篮向胆总管下端拉，在结石未随取石篮拉出胆管前，不能将取石网篮松开，也不能收得过紧，以防网篮钢丝嵌入结石内不能松开。待结石从胆管内拉出至乳头后，松开取石网篮，使结石掉入十二指肠后自行排出（图5-12-10）。

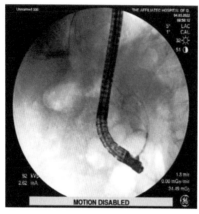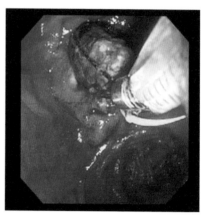

图 5-12-10　网篮取石

（6）取石球囊取石　在取石网篮将较大结石取出后，对于细沙样碎石或肝管结石采用气囊取出。球囊插至胆管的部位尽可能要高，推入适量对比剂，打入对比剂同时依据胆道直径打气，将球囊壁与胆道的内壁紧紧贴住，保证取净残余结石（图5-12-11）。

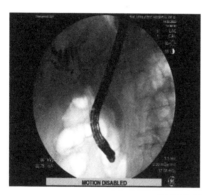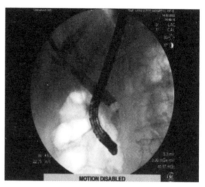

图 5-12-11　球囊取石

（7）取石成功后，常规放置鼻胆引流管。

（三）术后护理

1. 病情观察

重点观察是否有腹痛、腹胀情况，腹痛的部位、性质以及伴随症状，有无恶心、呕吐和黑粪等情况。术后6h及第2天早晨抽血查淀粉酶，如果大于200U/L，并且伴有腹痛、发热等症状，应按急性胰腺炎处理。

2. 饮食护理

术后常规禁食，此期间做好口腔护理。术后根据患者的血、尿淀粉酶及有无黄疸、发热、腹痛等情况调整饮食。如无并发症，常规禁食 24h 后即可进食低脂流质食物，逐步过渡到正常饮食。

第十三节　下消化道狭窄支架置入术

下消化道支架置入术一般是利用内镜在下消化道放置支架，以重建消化道通畅的技术。目前广泛应用于结直肠癌引起的下消化道狭窄，可迅速缓解患者梗阻引起的症状。

一、术前准备

（一）用物准备

1. 肠道支架

根据不同的病变部位，肠道支架按放置的位置不同可分为十二指肠支架、小肠支架、结肠支架（图 5-13-1）。

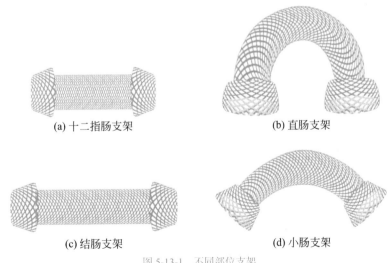

(a) 十二指肠支架　　(b) 直肠支架

(c) 结肠支架　　(d) 小肠支架

图 5-13-1　不同部位支架

2. 器械准备

电子内镜、导丝、金属硬导丝、造影导管、吸引器，支架推送器、对比剂以及 X 线机。

（二）患者准备

（1）常规检查血常规、肝肾功能、心电图、凝血功能、心肺功能等。

（2）术前行消化道造影，明确狭窄部位、长度。行 CT 或 MRI 了解与血管、周围脏器的距离。

（3）消化道梗阻导致反复呕吐，需经静脉补液纠正水、电解质紊乱和酸碱失衡，以改善身体营养状况，可行中小静脉置管术。

（4）若梗阻严重，患者常出现胃潴留及扩张，易造成推送器在胃大弯处弯曲，术前应行胃管胃肠减压以减少胃扩张，降低支架置入的难度。

（5）术前禁食、禁饮 10h。必要时术前半小时肌注地西泮 10mg 及用阿托品 0.5mg，镇痛及减少唾液分泌。

二、术中配合

（1）根据患者病变位置选择经口或经肛放置支架。

（2）经肛进镜时，协助患者先取左侧屈膝位，将肠镜前端用丁卡因胶浆润滑后递给术者。经口进镜时，需让患者提前饮用 2% 利多卡因胶浆，做好口咽部局部麻醉，左侧卧位。

（3）术者进镜到达狭窄部位后协助患者取平卧位，护士接过内镜并固定好，防止内镜因患者腹部用力或因呕吐而滑出。整个操作过程中，要密切观察患者病情变化，再经活检孔道将带有黄斑马导丝的造影导管置入至梗阻部位后，首先旋转导丝并将导丝越过梗阻部位，再将造影导管沿导丝越过梗阻部位，抽出导丝，注入对比剂。

（4）在 X 线下造影，了解梗阻长度，根据狭窄长度选择支架长度，更换硬导丝，并退出内镜。

（5）在 X 线下沿导丝用支架推送器将支架送过狭窄处，两端超过狭窄处 2cm 以上，在 X 线下将支架慢慢释放，并随时调整位置（图 5-13-2）。

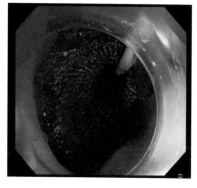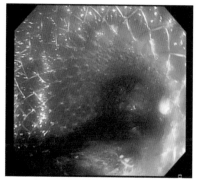

图 5-13-2　金属支架释放

（6）也可以在内镜联合 X 线监视下放置支架，即内镜和支架推送器分别达到狭窄处，在内镜直视下和 X 线监视下将支架沿导丝送过狭窄段。

（7）在支架释放过程中，内镜观察狭窄远端支架位置。支架释放后 X 线可见支架位置及扩张情况。

三、术后护理

1. 体位
术后平卧 12 ～ 24h。

2. 饮食
禁食 1 ～ 2 天，逐渐进食无渣或少渣饮食，以后循序进食固体食物，少量多餐。注意防止因饮食导致支架移位、堵塞、脱落，做到有计划、有规律进食。禁食期间静脉补充足够能量，以满足机体所需。

3. 预防便秘
要求患者养成每天排便的习惯，并维持大便松软，避免因大便干结引起再次梗阻。

4. 出院后指导
嘱患者养成良好的生活习惯；进少渣、粗纤维素含量少的食物，避免进食黏糯及刺激性食物，以免食物堵塞支架；遵医嘱按时服药，定期到医院复查，及时了解病情及支架通畅情况。

第十四节　经皮内镜下引导胃造口术

经皮内镜下引导胃造口术（PEG）是一种在内镜引导下，经腹部皮肤穿刺，放置胃造口管的手术，主要适用于吞咽或进食困难但胃肠功能正常的患者。

一、术前准备

1. 物品准备
口垫、液状石蜡、造口包、手术衣、无菌手套、治疗巾、棉球、注射器（5mL、2mL 各若干）、一次性治疗碗、纱布、生理盐水、酒精、床侧预处理用物（擦拭巾、酶洁液）、一次性中单、胶布、棉签、固定贴。

2. 患者准备
术前 12h 嘱咐患者进食清淡流质食物，禁食、禁饮 8h。常规检查血常规、凝血功能、肝功能、CT 等。术前 30min 肌内注射地西泮 10mg、阿托品 0.5mg，建立静脉通道。

3. 心理护理

患者病后无法正常进食，营养不良，身体虚弱，对生活缺乏信心，情绪悲观，PEG 能解决患者饮食问题，但患者及家属缺乏相应的知识，感到茫然，甚至出现紧张心理，医务人员要与患者及家属建立良好的护患关系，讲解 PEG 的相关知识，消除患者紧张情绪。

二、术中配合

1. 穿刺点选择

① 体位通常选择仰卧位，抬高头部 15° 以减少误吸。

② 胃内注气使胃充分膨胀，使肝叶上移及横结肠下移，胃壁及腹壁紧密接触。

③ 关闭胃镜室灯光，通过腹壁观察胃镜灯光，手指点在腹壁上胃镜透照的最亮点即为穿刺点。或者用手指下压胃部腹壁，胃镜观察确定穿刺点。通常于胃的左上 1/4 或于左锁骨中线、剑突至脐上 1/3 处。注意避开血管。

2. 消毒

环腹壁穿刺点消毒，铺无菌洞巾，在腹壁各层注射利多卡因注射剂并穿入胃腔，穿刺点做小切口并钝性分离至肌膜下。

3. 穿刺胃并送入导线

（1）内镜监控下将穿刺套管针穿入胃内，退出针芯，沿套管送入导线至胃腔（图 5-14-1）。

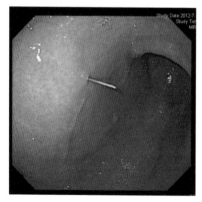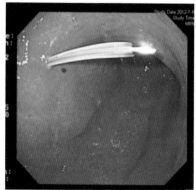

图 5-14-1　置入穿刺套管、送入导丝

（2）内镜下用圈套器或活检钳夹住导线，连同内镜经食管退出口腔外（图 5-14-2）。

4. 连接

造口管与导丝相连接，将双股导线与造口管头端的线圈牢固连接。

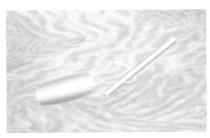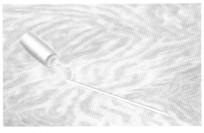

图 5-14-2　圈套器夹住导线

5. 放置造口管

（1）牵拉腹壁外的导线，将造口管拉入胃腔内。

（2）当造口管的圆锥形头端被拉至套管针内时，会有轻微阻力，此时连同套管针一同拉出腹壁，直至胃内固定盘片紧贴胃壁（图 5-14-3）。

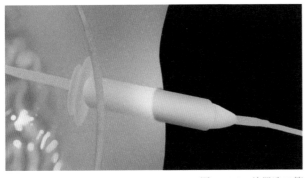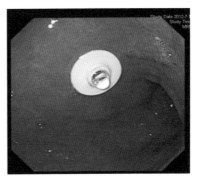

图 5-14-3　放置造口管

（3）必要时再进入内镜协助确定位置。

6. 固定造口管及连接头

固定造口管保持胃与前腹壁紧贴，剪断造口管尾端，外接连接头，切口附近用无菌切口纱布包裹覆盖（图 5-14-4）。

三、术后护理

1. 监测各项生命体征参数

在放置后的 6h 内监测各项生命体征是非常重要的，这些参数能提示有无出血，特别是内出血。

2. 造口的护理

（1）术后应每天消毒创口处，观察造口周围皮肤有无发红或肿胀。

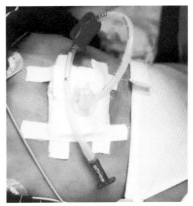

图 5-14-4　固定造口管及连接头

（2）造口管固定要松紧适宜，过紧会导致胃壁、腹壁缺血坏死或造口管脱出，过松会引起管旁外渗致伤口感染，应以不松动且刚好能转动为宜。

（3）造口完全愈合后，造口周围皮肤用肥皂水清洗并干燥即可。

3. 喂饲护理

（1）开始喂养应在置管后 6 ～ 8h，最好在 24h 后注入营养液。

（2）喂饲的方法　一种是间断性喂饲，即一次喂 200 ～ 300mL 流质，30min 内喂完。按医嘱每天喂 5 ～ 6 次。

（3）有人工气道的患者鼻饲前先吸痰。

（4）确定胃消化情况　如果抽取的胃内容物超过 50mL，把胃内容物注回胃内，30 ～ 60min 后再检查，要是仍然量多且超过 4h，表示胃排空延迟。

（5）管饲喂养前后均应用至少 25mL 无菌生理盐水或灭菌水冲洗管道，且应每天冲洗两次以防止管道阻塞。

（6）营养液的注入应遵循先慢后快、先薄后浓、先少后多的原则。

四、术后并发症处理

1. 造口周围感染

导致感染的病原体多来源于消化道，与造口管周围皮肤固定过紧或过松有一定的关系，术前预防性使用抗生素，可明显减少此项并发症的发生。

2. PEG 营养管堵塞或滑脱

如导管堵塞，则需更换，切勿用高压冲洗或导丝再通。术后 1 周以内的滑脱常需开腹手术修补，1 周以后发生者可通过 Foley 造口补救。

3. 胃肠道出血

较少见，可能与穿刺点偏于胃大弯侧有关，此处胃浆膜血管丰富，可通过接紧造口管或内镜下处理。

4. 包埋综合征

指过度牵拉管道，导致胃黏膜坏死，因而内垫片从胃腔移行至胃壁内或腹壁内。为避免包埋综合征的发生，建议在管外卡口和腹壁间留 0.5cm 的距离，以减少内垫片对胃黏膜的压力。对于包埋综合征，局麻下于皮肤切口取出即可。

5. 造口管漏

由于造口大于瘘管，或因造口管移位，胃内容物及灌入营养液沿管周漏出，称为外漏；也可漏入腹腔内，为内漏。外漏可更换大号造口管止漏；内漏为一种严重的并发症，应手术处理。

6. 胃结肠瘘

可因穿刺针同时刺入结肠和胃或造口管压迫结肠引起坏死，以致胃与结肠相通。较小的瘘在拔除导管后可自愈，大的胃结肠瘘可出现更加严重的营养不良和中毒症状，应手术治疗。

7. 吸入性肺炎

可能与食管反流有关。发生吸入性肺炎后，应积极给予抗感染治疗，同时采取以下措施：逐渐增加每次营养液的输入量，不可操之过急；抬高床头，加快胃排空，服用促胃肠动力药或将造口管头端放入空肠，以减少反流。

五、胃造口管的拔除

（1）不应在置管后 10 天内将 PEG 管去除，应在胃窦道形成后将管去除。

（2）拔除胃造口管后，拔出后遗留的瘘口可用凡士林纱布填塞或缝合 2 针，外盖纱布，胶布固定即可。拔除胃造口管后第一天最好不进食，第二天从少量清流质食物开始，逐渐过渡到正常饮食，同时应逐渐增加进食的量，防止过早的过量进食而影响造口的愈合。

第十五节 护理配合中常用附件使用及注意事项

一、注射针

（一）使用前检查

1. 检查包装
检查器械有效使用期，检查无菌包装是否破裂、密封不严或浸水。

2. 检查外观
（1）确认本器械没有脱落或松动。
（2）用手指轻捋整个插入部的表面，确认没有挤压、过度弯折等损坏。
（3）确认本器械先端部的外观与表 5-15-1 中所示一致，并且没有损坏。

表 5-15-1 器械先端部

系列	NM-200L 系列	NM-200U 系列	NM-201L 系列
先端部形状	⟍⟍	⟍	⟍
插入部最大直径 /mm	$\phi2.5$		$\phi1.9$
有效长度 /mm	1650	2300	1650

（4）确认手柄没有裂缝。

3. 检查操作
（1）确认针完全收进鞘管先端。

（2）检查前，将本器械伸直。

（3）推动滑动把手至把持部，直至滑动把手插入到位。

（4）确认针从鞘管先端部伸出（图 5-15-1）。

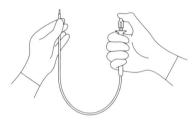

图 5-15-1　针从鞘管先端部伸出

（5）确认针无明显变形或异常。

（6）将滑动把手拉到头。

（7）确认针完全缩回鞘管先端。

（8）确认第（3）步和第（6）步轻轻操作即可顺利进行。

（二）操作

1. 插入内镜

（1）将滑动把手拉到头，将针缩回至鞘管先端。

（2）针缩回后，小心将本器械插入内镜钳子管道开口阀（图 5-15-2）。

（3）推动本器械，直至插入部先端出现在内镜视野中。

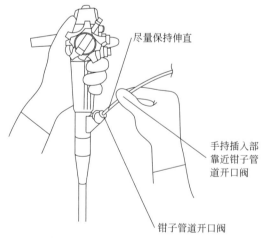

尽量保持伸直

手持插入部
靠近钳子管
道开口阀

钳子管道开口阀

图 5-15-2　插入内镜钳子管道开口阀

警告：①针伸出时，请勿将本器械插入内镜，否则插入部先端可能从内镜先端骤然伸出。

② 将本器械插入内镜时，要牢牢把持住把持部和滑动把手，否则针可能从内镜先端骤然伸出。

③ 如果插入本器械时遇到很大阻力，请勿强行插入，应减小内镜弯曲角度，直到本器械可顺畅穿过。

④ 请勿将本器械骤然推进或伸出，否则可能造成患者受伤如穿孔、出血或黏膜损伤，还可能损坏内镜或本器械。

注意，将本器械插入内镜时，应手持插入部靠近钳子管道开口阀，并尽量保持伸直，否则可能损坏本器械。

2. 穿刺组织和注入药液

（1）将滑动把手推进把持部，直至插入到位，使针从鞘管先端部伸出。

（2）将装有药液的注射器连接至滑动把手注入口上。

（3）轻轻按下注射器活塞，确认药液从针尖流出。

（4）用针穿刺目标组织。按下活塞，注入药液。

（5）将针从目标组织中抽出。

（6）拉动滑动把手到头，将针缩回至插入管先端部。

3. 从内镜中抽出注射针

（1）如果内镜角度较大，降低弯曲度。

（2）将本器械从内镜中抽出。

警告：请勿将本器械从内镜中快速抽出，否则，患者的血液、黏液或其他潜在感染物质会溅出，并造成感染危险。建议拔出时护士左手握有无菌纱布，能够及时擦拭器械外壁液体，防止喷溅。

注意，针伸出时，请勿将本器械从内镜中抽出，否则可能损坏内镜或本器械。

4. 处理

（1）使用后应妥善处理掉本器械。如果处理不当，会造成感染等危险。

（2）本器械为一次性使用产品。请勿重复使用或试图对其进行灭菌。重复使用会造成感染危险、组织炎症或功能异常。

二、透明帽

（一）使用前检查

（1）检查器械有效期，检查无菌包装是否破裂、密封不严或浸水。如果发现无菌包装出现任何异常，本器械的无菌性可能已经被破坏，请勿使用本器械。

（2）检查外观　将本器械从保护套中取出，确认本器械没有划痕、裂缝，没有变形、锐利突起或其他明显异常。

（二）操作

（1）将透明黏膜吸套安装并固定于内镜先端部，使侧孔位于物镜的一端（图 5-15-3）。

（2）将内镜先端部插入本器械的内镜连接部，直至到达对齐线。

（3）用无绒的医用胶带将本器械固定于内镜先端部，注意不要封住侧孔。

（4）轻拉本器械，确认其与内镜先端部连接牢固。

警告：①本器械安装于内镜先端部时，请勿骤然操作内镜的弯曲部。

② 请勿将本器械用力抵住患者的体腔组织。

③ 安装本器械之前，务必擦去多余的润滑剂，使用合适型号，也可用弹性医用胶带将其固定于内镜先端部。

④ 请勿使用凡士林（或其他石油基润滑剂）、橄榄油、酒精或利多卡因对本器械进行润滑。

⑤ 本器械与滑移管同时使用时，应先将滑移管安装于内镜，再将本器械安装于内镜先端部。

⑥ 本器械与滑移管同时使用时，请勿将内镜先端部缩进滑移管内，否则黏膜可能会卡在内镜与滑移管之间，导致患者受伤、穿孔或出血。

⑦ 将本器械安装于内镜先端部时，应尽量握住靠近内镜先端部的位置，以减轻内镜弯曲部的受力。内镜弯曲部受力过大会导致弯曲部损坏。

⑧ 如果医用胶带将侧孔封住，堆积在物镜上的液体将无法从侧孔排出。物镜上堆积有液体时，使侧孔朝向黏膜的方向，可排出液体。如果需要将液体留在透明黏膜吸套内，用医用胶带将侧孔封住。

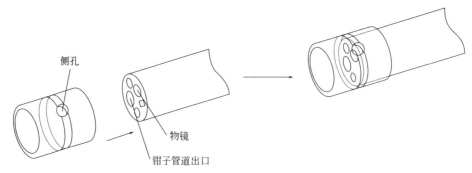

图 5-15-3　透明黏膜吸套安装并固定于内镜先端部

（三）从内镜上取下透明黏膜吸套

（1）请勿将本器械从内镜上强行取下，否则会使血液、黏液或患者的其他碎屑溅出，而导致感染等危险。

（2）应轻轻握住本器械的内镜连接部，将本器械缓慢地从内镜先端部取下。强行取下会损坏内镜先端部或本器械。

（3）如果取下本器械时遇到很大阻力，应将内镜先端部浸入洗涤液中，用手指轻轻挤压本器械。这会使洗涤液渗入本器械与内镜之间，使本器械脱落。

（四）处理

（1）使用后应妥善处理掉本器械。如果处理不当，会造成感染等危险。

（2）本器械为一次性使用产品。请勿重复使用或试图对其进行灭菌。重复使用会造成感染等危险，引起组织炎症或导致器械功能异常。

三、夹子装置

1. 使用前注意事项

夹子装置应灭菌。在使用之前，仔细检查器械，确定产品及无菌包装在运输期间有无损坏。如有损坏，切勿使用。检查是否在有效期内。

2. 使用前准备

（1）打开护套，取出装置。

（2）检查器械是否存在扭结或损坏。

3. 装置插入

（1）将夹子装置小心地插入内镜活检管道，每次仅前进 2～3cm。夹子装置穿过后翻或弯曲路径时，或者自己打开或闭合的夹子施加切向压力时，可能导致夹子与导管分离、扭结或损坏装置。如果内镜位置特别，可能需要弄直内镜，以便装置前进，然后再重新放置内镜，以便进行治疗。在装置插入或行进过程中，如果导管或外鞘扭结或损坏，请勿使用。

（2）当夹子装置在直接目视观察下退出内镜尖端时，取下鞘外手柄与手柄杆之间的停止装置（图 5-15-4）。要完全暴露夹钳，握住鞘外手柄，将手柄杆推向远端，直到手柄杆靠近鞘外手柄（图 5-15-5）。

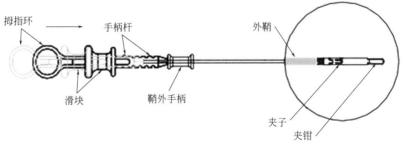

图 5-15-4　停止装置

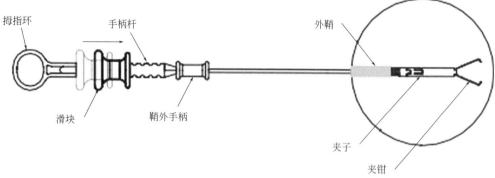

图 5-15-5　暴露夹钳

（3）步骤如下。注意如果向已打开或闭合的夹子施加切向压力，可能会造成夹子与导管分离、扭结或损坏装置。在永久展开夹子之前，目视确认装置无扭结、未与导管分离以及无任何损坏情况。若装置有损坏迹象，切勿使用。

① 夹子装置处于所需位置时，缓慢地向远端移动滑块（远离拇指环），以打开夹钳。

② 要在所需部位闭夹子，将滑块移到近端，直到感觉在手柄杆上有阻力。在展开之前，需要评估夹子的位置。注意，在感觉到阻力后，不要继续将滑块移到近端，直到开始展开夹子，否则可能无法重新打开夹子。若听到或感觉到"喀哒"声，夹子就无法重新打开，请转到第⑤步，完成夹子的展开。

③ 在这时，有两个选项：选项 1 可以重新打开和定位夹子（参见第④步）。注意夹子在展开之前可打开和关闭不超过 5 次，用于协助在损伤部位重新定位夹子。重新打开和关闭能力可能会受到临床环境、患者解剖部位以及其他因素的限制。选项 2 夹子可以永久展开（参见第⑤步）。

④ 要重新打开夹子，将其放置到其他位置，请往远端缓慢移动滑块，以打开夹钳，然后将夹子固定在所需位置（参阅第①步），见图 5-15-6。

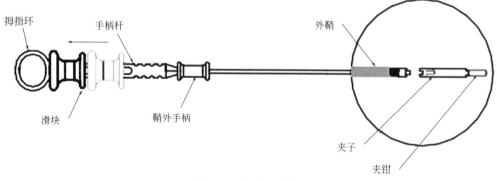

图 5-15-6　永久展开夹子

⑤ 要永久展开夹子，在第一个阻力点后继续向近端移动滑块，在这里可以感觉到或听到第一次"喀哒"声。继续向近端移动滑块，直到第二个阻力点，在这里感觉到或听到第二次"喀哒"声。继续向近端移动滑块，直到到达拇指环（图 5-15-7）。注意在通过第一个阻力点后和（或）听到或感觉到第一次"喀哒"声后，不要试图重新打开夹子。重新打开夹子可能会使夹子与导管分离，造成装置的扭结或损坏。在通过第一个阻力点后和（或）听到或感觉到第一次"喀哒"声后，不要试图将滑块移向远端，直到观察到第二次"喀哒"声，移动滑块到达拇指环。

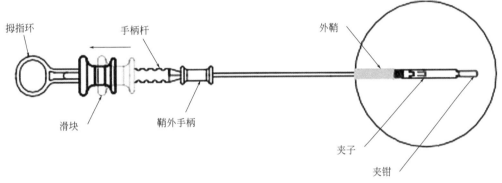

图 5-15-7　将滑块移到近端

⑥ 展开夹子后，轻轻将滑块移向远端，将夹子与递送装置分离。当夹子与递送装置分离后，松开滑块，将外鞘推向远端，然后更换停止装置（图 5-15-8）。警告：分离后若不松开滑块，可能会使患者受伤。如果夹子装置尚未展开，请关闭夹钳，将外鞘推向远端，更换停止装置，从内镜缓慢撤出装置。

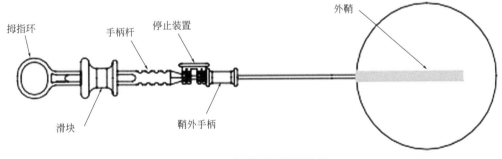

图 5-15-8　夹子与递送装置分离

（4）注意事项　若外鞘因故无法覆盖整个导管，切勿尝试从内镜中撤出无鞘的夹子。将夹子拉回通道开口，然后将内镜和夹子一同退出。切勿将无鞘的打开夹子从内镜工作通道中撤出，否则可能损坏内镜工作通道。

4. 取出器械

从内镜中缓慢撤出装置。

5. 存储

勿使装置接触到有机溶剂、电离辐射或紫外线。实行循环库存，确保在包装标签上的有效日期之前使用。

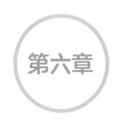

第六章 消化内镜诊疗健康教育

第一节 消化内镜检查须知

一、胃镜检查

胃镜检查是将一端为带光源和微型摄像头的纤维软管，从口腔经咽部、食管、胃到达十二指肠降部（图 6-1-1），在胃镜下，可以直接观察食管、胃、十二指肠黏膜病变情况（6-1-2），并可取组织做病理学检查。

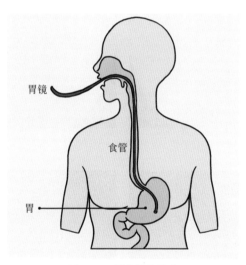

图 6-1-1　胃镜检查示意

1. 适应证

（1）上腹疼痛伴有恶心呕吐、食欲减退、吞咽困难、出现黑粪或柏油样便、原因不明的消瘦、贫血等。

（2）既往患有溃疡病、胃息肉、萎缩性胃炎及胃手术术后患者治疗后定期复查。

（3）胃部肿瘤的筛查。

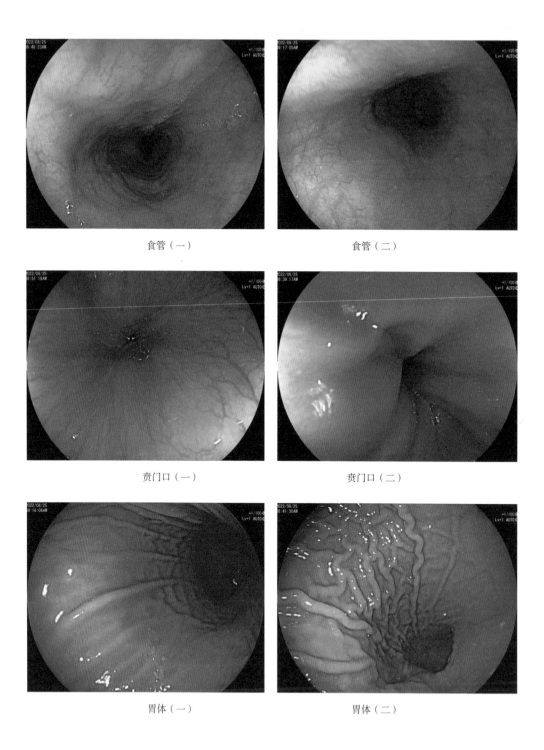

食管（一）

食管（二）

贲门口（一）

贲门口（二）

胃体（一）

胃体（二）

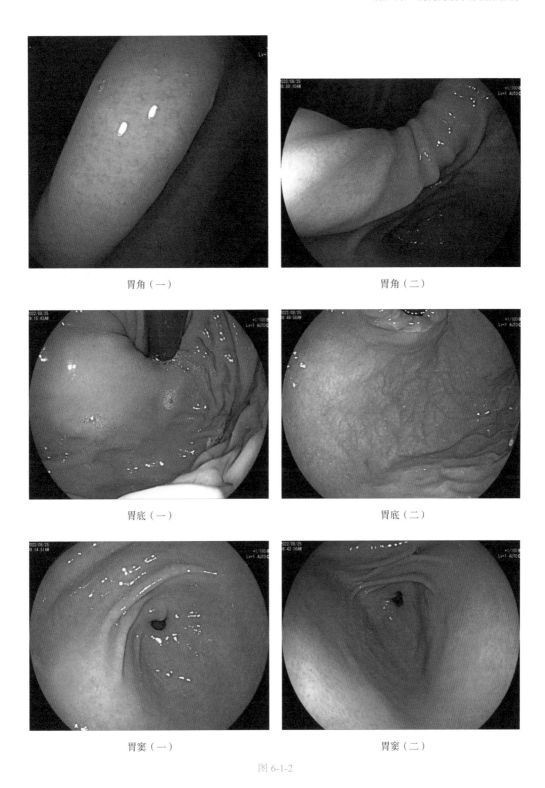

胃角（一）

胃角（二）

胃底（一）

胃底（二）

胃窦（一）

胃窦（二）

图 6-1-2

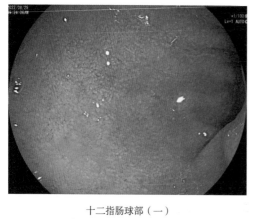

十二指肠球部（一）

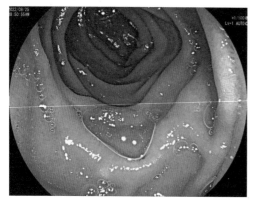

十二指肠球部（二）

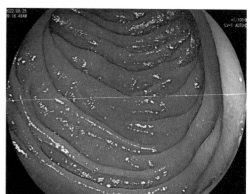

十二指肠降部上段（一）

十二指肠降部上段（二）

图 6-1-2　胃镜下各部位示意

（4）需做内镜治疗者，如消化道异物的取出、急性上消化道出血的止血、食管 - 胃底静脉曲张的硬化剂注射与套扎、食管狭窄的扩张治疗等。

（5）常规体检。

2. 禁忌证

（1）拒绝检查或精神不正常、意识障碍者以及年幼不配合者。

（2）患有严重疾病不能耐受胃镜检查者，如严重心肺功能障碍、严重心脑血管疾病、严重咽喉部疾病或高血压患者。

（3）各种原因所致休克、昏迷等危重状态。

（4）急性食管、胃、十二指肠穿孔患者。

3. 检查前准备

（1）向患者详细讲解检查目的、方法、注意事项，解除其顾虑，取得配合。

（2）嘱患者检查前一晚吃易消化的食物，晚餐后开始禁食，检查前 2h 禁水。

（3）检查当日可服用治疗心脏病、高血压的药物，若患者有活动性义齿需检查前取出，以免误入食管或气管。

（4）检查前先完善心电图检查，测量血压。

（5）检查前遵医嘱服用祛泡剂，服用方法遵照药品说明书。

（6）排空膀胱，松开领口及裤带，取下活动性义齿及眼镜。

（7）取左侧卧位，微屈膝（即双腿屈曲）。

4. 检查中

（1）嘱患者尽量放松，用鼻吸气，口呼气，让口水顺嘴角自然流出，不能咽下以免呛咳。

（2）嘱患者与医生配合，入镜后应一直咬紧口垫，避免咬伤胃镜，难以忍受时可以打手势示意，以便采取其他必要措施（图6-1-3）。

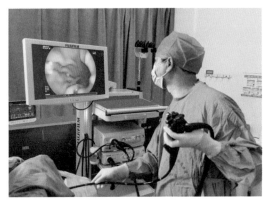

图 6-1-3　手势示意

5. 检查完毕后

（1）嘱患者暂时不要漱口，30min后无吞咽困难及呛咳可进食易消化的半流质食物，取活检标本者当日不要进食过热食物。

（2）息肉切除术后患者需休息3～5天，进食温凉的流质或半流质食物2～3天，忌食热或粗纤维食物3～5天。

（3）术后如有腹痛、呕血、黑粪等不适及时报告医生。

6. 防止交叉感染

严格按要求做好内镜工作，防止交叉感染。

二、结肠镜检查

结肠镜检查（图6-1-4）嘱患者采取左侧卧位，将一根长约140cm、可弯曲的光滑纤维软管由肛门缓慢进入肠道，然后完善直肠、乙状结肠、降结肠、横结肠、升结肠以及回盲部各个部位（图6-1-5）的观察，并可取组织做病理学检查。

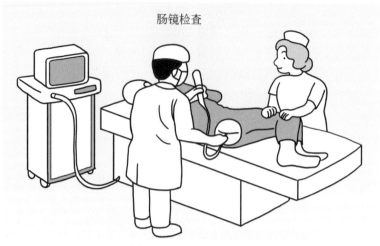

图 6-1-4　结肠镜检查示意

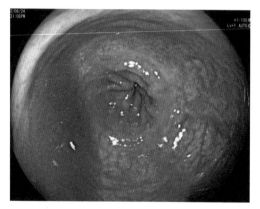

直肠

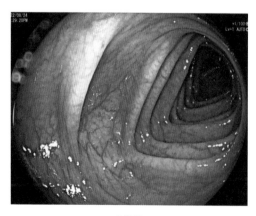

升结肠

乙状结肠

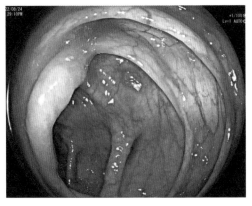

回盲部

降结肠

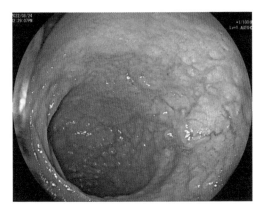

回肠末端

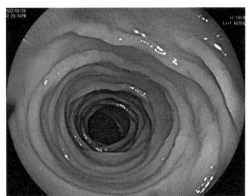

横结肠

图 6-1-5　肠镜下各部位示意

1. 适应证

（1）原因不明的慢性腹泻、便血及腹部疼痛，疑有结肠、直肠、末端回肠病变者。

（2）钡剂灌肠有可疑病变需进一步明确诊断者。

（3）既往患有炎症性肠病、肠息肉等病变的患者，以及结直肠癌术后患者治疗后定期复查。

（4）大肠肿瘤的普查。

（5）常规体检。

2. 禁忌证

（1）严重心肺功能不全、休克及精神病患者。

（2）急性弥漫性腹膜炎、腹腔脏器穿孔、腹腔内广泛粘连及大量腹水者。

（3）肛门、直肠严重狭窄者。

（4）急性中度结肠炎患者。

（5）妊娠妇女。

（6）极度虚弱，不能支持术前肠道准备者。

3. 检查前准备

（1）向患者详细讲解检查目的、方法、注意事项，解除其顾虑，取得配合。

（2）嘱患者检查前3天进食少渣食物，检查前日吃白米稀饭、面条，检查当天需空腹。

（3）做好肠道准备：服用肠道清洁液，服用方法遵照药品说明书。

4. 检查中

嘱患者取左侧卧位，双腿屈曲，腹部放松，尽量保持身体不要摆动，如出现腹胀不适可做缓慢深呼吸，如出现面色、呼吸、脉搏改变应立即停止插镜（图6-1-6）。

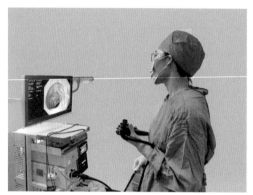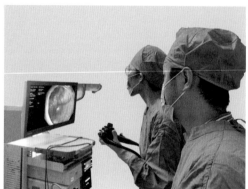

图 6-1-6　结肠镜检查中

5. 检查结束后

（1）做好肛门清洁，患者稍休息，观察15～30min再离开。

（2）检查后3天进少渣食物。

（3）如行息肉摘除、止血治疗者，应给予半流质食物，遵医嘱适当休息3～4天，避免剧烈运动。

（4）观察腹痛、腹胀、粪便颜色及排便情况，如出现剧烈腹痛、腹胀、黑粪等应立即报告医生。

6. 防止交叉感染

感染严格按要求做好内镜洗消工作，防止交叉感染。

三、无痛胃肠镜检查

无痛胃肠镜是采用一种新的无痛技术，借助静脉麻醉药，检查者在全麻状态下完成整个检查和治疗的过程，受检者没有任何痛苦和感觉。

1. 适应证

（1）有胃肠镜检查适应证但恐惧常规胃肠镜检查者。

（2）剧烈呕吐、高度肠痉挛或其他原因难以完成常规胃肠镜检查者。

（3）伴有其他疾病而急需做胃肠镜检查者。如伴有高血压、冠心病、陈旧性心肌梗死、癫痫病史或小儿精神病等不能合作者。

2. 禁忌证

（1）有镇静药物过敏史。

（2）严重的高血压、脑血管和心脏疾病者。

（3）胃潴留以及急性上消化道大出血等。

（4）严重鼾症、过度肥胖等。

（5）孕妇及哺乳期妇女。

3. 无痛胃镜检查前护理

（1）常规准备　向患者详细讲解检查目的、方法、注意事项，解除其顾虑，取得配合。嘱患者检查前 8h 禁食、4h 禁水禁烟。

（2）检查前准备

① 无感冒、咳嗽、发热、流鼻涕等呼吸道感染症状。

② 患有高血压、冠心病、糖尿病、哮喘、支气管炎、支气管扩张症、肺气肿、鼾症的患者需麻醉医师进一步评估后再决定。高血压患者需提前服药，血压稳定后方可检查。

③ 需提供患者心电图报告。

④ 不得携带贵重物品、现金、首饰，女性患者不得涂口红、穿高跟鞋。

⑤ 需有人员陪同，携带祛泡剂入胃镜室。

⑥ 建立静脉通路，以备检查中用药。

4. 无痛胃镜检查中（图 6-1-7）护理

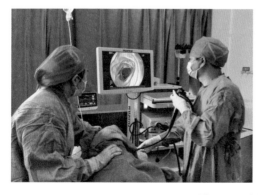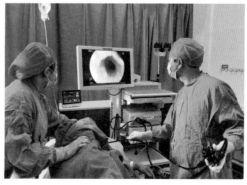

图 6-1-7　无痛胃镜检查中

（1）有活动性义齿的应先取下，同时给予吸氧、心电监测。

（2）检查中配合进镜时要尽可能吸除口中分泌物，防止误吸，保持呼吸道通畅。密切观察患者面色、血压、心率、呼吸、血氧饱和度的变化，如发现异常及时报告医生及麻醉师，并协助处理。

5. 无痛胃镜检查后护理

（1）密切观察　患者检查结束后进入复苏室，应继续心电监测，密切观察患者生命体征、血氧饱和度和意识的变化，若有异常及时通知医生。

（2）患者需有人员陪同，检查后24h内不得驾车、骑车、从事高空作业及操作机器等。

（3）普通胃镜检查完30min后可先喝温开水，如无呛咳及吞咽困难，当日可恢复正常饮食。行活检患者当日进食温凉流质食物，次日恢复正常饮食。息肉切除术后患者需休息3～5天，进食温凉的流质或半流质食物2～3天，忌食热或粗纤维的食物3～5天。嘱患者避免用力咳嗽，防止损伤咽喉部黏膜。

（4）检查治疗后如有腹痛、呕血、黑粪等应及时报告医生。

（5）严格按要求做好内镜洗消工作，防止交叉感染。

6. 无痛肠镜检查前护理

（1）常规准备　向患者详细讲解检查目的、方法、注意事项，解除其顾虑，取得配合。嘱患者检查前3天进食少渣食物，检查前日吃白米稀饭、面条，检查当天需空腹（糖尿病患者、老年人或不耐受饥饿的患者可适当饮用糖水）。检查当天服用肠道清洁液，服用方法遵照药品说明书。

（2）检查前准备

① 无感冒、咳嗽、发热、流鼻涕等呼吸道感染症状。

② 患有高血压、冠心病、糖尿病、哮喘、支气管炎、支气管扩张症、肺气肿、鼾症的患者需麻醉医师进一步评估后再决定。高血压患者需提前服药，血压稳定后方可检查。

③ 需提供患者心电图报告。

④ 不得携带贵重物品、现金、首饰，女性患者不得涂口红、穿高跟鞋，月经期不得做检查。

⑤ 患者需有人员陪同。

⑥ 建立静脉通路，以备检查中用药。

7. 无痛肠镜检查过程中护理

给予吸氧、心电监测，密切观察患者面色、血压、心率、呼吸、血氧饱和度的变化，保持呼吸道通畅，如发现异常及时报告麻醉师，并协助处理。

8. 无痛肠镜检查后护理

（1）密切观察　患者检查结束后进入复苏室，应继续心电监测，密切观察患者生命体征、血氧饱和度和意识的变化，若有异常及时通知医生。

（2）患者需有人员陪同，检查后 24 h 内不得驾车、骑车、从事高空作业及操作机器等。

（3）检查后 3 日进少渣食物，当日进流质食物。如行息肉摘除、止血治疗者，应给予半流质食物，并适当休息 3～4 天，避免剧烈运动。

（4）观察腹痛、腹胀、粪便颜色及排便情况，如出现剧烈腹痛、腹胀、黑粪等立即报告医生。

（5）严格按要求做好内镜洗消工作，防止交叉感染。

四、小肠镜检查

小肠镜检查（图 6-1-8）是通过口腔或肛门插入，进行全小肠（图 6-1-9）的直视检查，用于检查和诊断病因不明的消化道出血及各种小肠病变，同时可取组织做活检，进行病理分析。

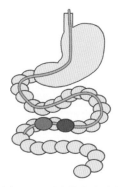

图 6-1-8　小肠镜检查示意

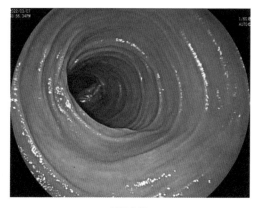

回肠上段

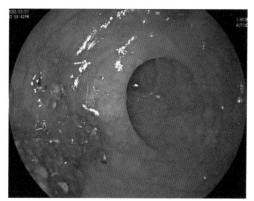

回肠下段

图 6-1-9

123

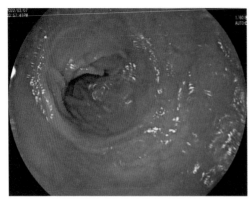
回肠中段

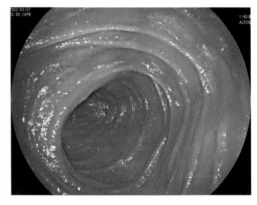
空肠

图 6-1-9　小肠镜下各部位示意

1. 适应证

（1）可疑小肠病变出血。

（2）不明原因的消化道出血，常规胃镜和结肠镜无法明确部位和病因者。

（3）小肠狭窄。

（4）无法使用胶囊内镜等其他检查方法。

（5）长期腹痛，腹痛反复发作，疑似克罗恩病。

（6）不明原因腹泻。

（7）疑似小肠肿瘤。

（8）不明原因的小肠梗阻。

（9）已确诊的小肠病变（如克罗恩病、息肉、血管畸形）等治疗后复查。

2. 禁忌证

（1）严重心、肺功能异常者。

（2）有高度麻醉风险者。

（3）完全性小肠梗阻者。

（4）急性腹膜炎、急性胰腺炎、急性胆道感染、腹腔广泛粘连等。

3. 检查前护理

（1）向患者详细讲解检查目的、方法、注意事项，解除其顾虑，取得配合。

（2）术前检查肝肾功能、心电图、血常规、出凝血时间，排除严重心肺疾病，有无麻醉禁忌如哮喘等，患者、家属签署小肠镜检查知情同意书。

（3）经口腔进镜者，准备基本同胃镜检查。经肛门进镜者，准备同结肠镜检查。

（4）建立静脉通路，以备检查中用药。

4. 检查中护理

给予吸氧、心电监测，密切观察患者面色、血压、心率、呼吸、血氧饱和度的变化，保持呼吸道通畅，如发现异常及时报告医生及麻醉师，并协助处理。

5. 检查后护理

（1）密切观察 患者检查结束后进入复苏室，应继续心电监测，密切观察患者生命体征、血氧饱和度和意识的变化，若有异常及时通知医生。

（2）患者需有人员陪同，检查后 24h 内不得驾车、骑车、从事高空作业及操作机器等。

（3）检查后 3 日进少渣饮食。如行息肉摘除、止血治疗者，应给予半流质饮食和适当休息 3～4 天，避免剧烈运动。

（4）观察腹痛、腹胀、粪便颜色及排便情况，如出现剧烈腹痛、腹胀、黑粪等立即报告医生。

（5）严格按要求做好内镜洗消工作，防止交叉感染。

五、十二指肠镜检查

十二指肠镜检查（图 6-1-10）是一种利用电子内镜检查十二指肠疾病的方法。常用于诊断十二指肠乳头处的病变，如结石、狭窄、肿瘤等，并可取组织做病理学检查。

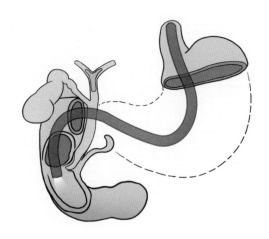

图 6-1-10 十二指肠镜检查示意

1. 适应证

（1）有上消化道症状，需做检查以确诊者。

（2）疑有上消化道肿瘤者。

（3）疑胰腺、胆道系统病变，通过十二指肠镜进行内镜逆行胰胆管造影术（ERCP），有助于明确诊断。

2. 禁忌证

（1）有严重器质性疾病，伴有心功能不全或严重冠心病的患者。

（2）支气管哮喘发作期。

（3）严重咽喉部疾病、降主动脉瘤患者。

（4）各种原因所致休克、昏迷等危重状态。

（5）全身情况差、不能耐受检查或全身情况极度衰竭者。

（6）拒绝检查或精神不正常、意识障碍者以及年幼不配合者。

3. 检查前准备

（1）向患者详细讲解检查目的、方法、注意事项，解除其顾虑，取得配合。

（2）嘱患者检查前一晚进易消化的食物，检查前12h开始禁食。

（3）检查当日可服用治疗心脏病、高血压药物，若患者有活动性义齿检查前需取出，以免误入食管或气管；检查前先做心电图检查，测量血压。

（4）检查前遵医嘱服用祛泡剂，服用方法遵照药品说明书。

（5）排空膀胱，松开领口及裤带，取下活动性义齿及眼镜。

（6）取左侧卧位，微屈膝（即双腿屈曲）。

4. 检查中

嘱患者尽量放松，用鼻吸气、口呼气，让口水顺嘴角自然流出，不能咽下以免呛咳。嘱患者与医生配合，入镜后应一直咬紧口垫，不能松开，避免咬坏胃镜，难以忍受时可以打手势示意，以便采取其他必要措施。

5. 检查完毕后

嘱患者暂时不要漱口，30min后无吞咽困难及呛咳可进食易消化的半流质食物，取标本者请当日不要进食过热食物。息肉切除术后患者需休息3～5天，进食温凉的流质或半流质食物2～3天，忌食热或粗纤维的食物3～5天。术后如有腹痛、呕血、黑粪等不适及时报告医生。

6. 防止交叉感染

严格按要求做好内镜洗消工作，防止交叉感染。

六、超声胃肠镜检查

超声胃肠镜检查（EUS）指内镜和超声相结合的消化道检查技术，超声探头安置在内镜上，当内镜插入消化道后既可通过内镜直接观察消化道黏膜的病变形态，同时可利用超声行实时扫描获得消化道管壁各层次结构的组织学特征及周围邻近脏器的超声图像（图6-1-11），从而提高了内镜的诊断能力。

1. 适应证

（1）确定消化道黏膜下肿瘤的起源与性质。

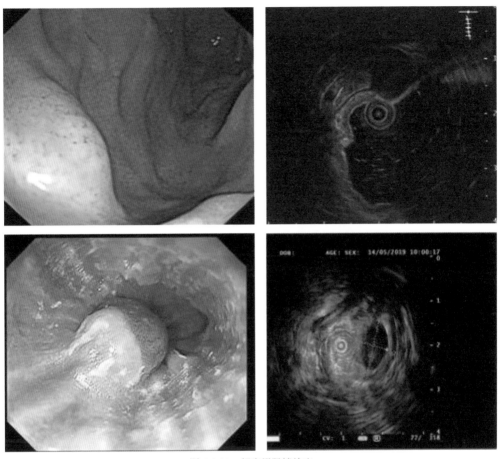

图 6-1-11　超声胃肠镜检查

（2）诊断消化道肿瘤的 TNM 分期。

（3）胰胆系统肿瘤、十二指肠壶腹部肿瘤。

（4）肝门部胆管疾病。

（5）慢性胰腺炎。

2. 禁忌证

（1）拒绝检查或精神不正常、意识障碍者以及年幼不配合者。

（2）有严重心肺功能障碍、严重心脑血管疾病、严重咽喉部疾病或高血压患者。

（3）各种原因所致休克、昏迷等危重状态。

（4）急性消化道穿孔患者。

（5）全身情况差、不能耐受检查或全身情况极度衰竭者。

（6）腐蚀性食管炎、胃炎的急性期患者。

3. 护理

同普通胃肠镜检查。

七、胶囊内镜

胶囊内镜(capsule endoscopy)又称智能胶囊消化道内镜系统,是一种做成胶囊形状的内镜。通过口服内置摄像与信息传输装置的智能胶囊,可以窥探人体消化道的健康状况,用来进行消化系统疾病的诊断。胶囊内镜检查作为一种新型无创检查手段,操作简便,具有较高安全性,不会出现交叉感染等情况,在诊断小肠病变上具有突出优势(图 6-1-12)。

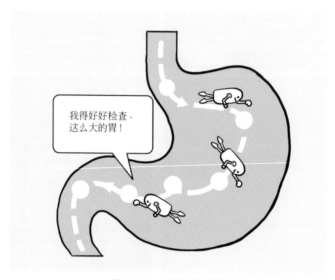

图 6-1-12　胶囊内镜示意

1. 适应证

(1)原因不明的消化道出血,尤其是经上、下消化道内镜检查无阳性发现者。

(2)其他检查提示的小肠影像学异常者。

(3)各种炎症性肠病,但不含肠梗阻者及肠狭窄者。

(4)怀疑为小肠器质性病变导致的腹痛、腹泻、消瘦。

(5)肠结核、小肠肿瘤。

(6)不明原因的缺铁性贫血。

(7)多发性息肉、克罗恩病的复查。

2. 禁忌证

(1)存在消化道狭窄甚至梗阻、穿孔等。

(2)手术治疗不配合或无手术条件者。

(3)心血管疾病患者且接受电子仪器植入者。

(4)严重吞咽障碍者。

(5)妊娠期妇女。

3. 检查前护理

（1）向患者详细讲解检查目的、方法、注意事项，解除其顾虑，取得配合。

（2）肠道准备同电子结肠镜。嘱患者检查前72h勿做钡餐或钡灌肠检查，以免钡剂残留影响检查结果。

（3）检查当天患者穿着宽松，利于穿戴记录仪，并保证传感效果。

4. 检查时护理

患者采取端坐位，穿戴记录仪。确定胶囊工作正常后，用50～100mL水送服胶囊，吞服后需确认是否进入胃内，动态观察患者活动后的胶囊位置，吞服胶囊2h后可进少于100mL的水，确认胶囊内镜进入小肠2h后可进食少量馒头、面包等，必要时给予盐酸甲氧氯普胺注射液肌内注射或胃镜辅助送入小肠。嘱患者可正常日常活动，但不要剧烈活动，避免撞击数据记录仪，远离强力电磁场区域，记录进食、饮水的时间，实时监控记录仪上指示灯，如指示灯闪烁变慢、停止或患者出现腹痛、恶心、呕吐等不适应立即报告医生。

5. 检查后护理

详细观察记录患者的排便情况，观察胶囊是否排出。一般胶囊内镜8～72h后随粪便排出，若患者出现腹痛、恶心、呕吐等症状或不能确定胶囊是否排出体外的情况下可行腹部X线检查进行确认。

八、精查内镜检查

精查内镜是临床放大内镜检查，是通过在普通电子内镜基础上增加变焦镜头，使黏膜组织光学放大1.5～150倍的消化内镜检查方法（图6-1-13）。放大内镜具有更精细的检测功能，能明确病变浸润范围及提高活检准确性，在消化道疾病尤其是早期肿瘤诊断方面具有独特优势。

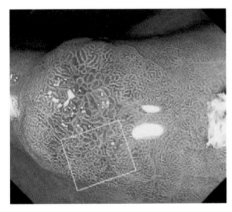 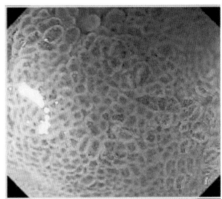

图 6-1-13

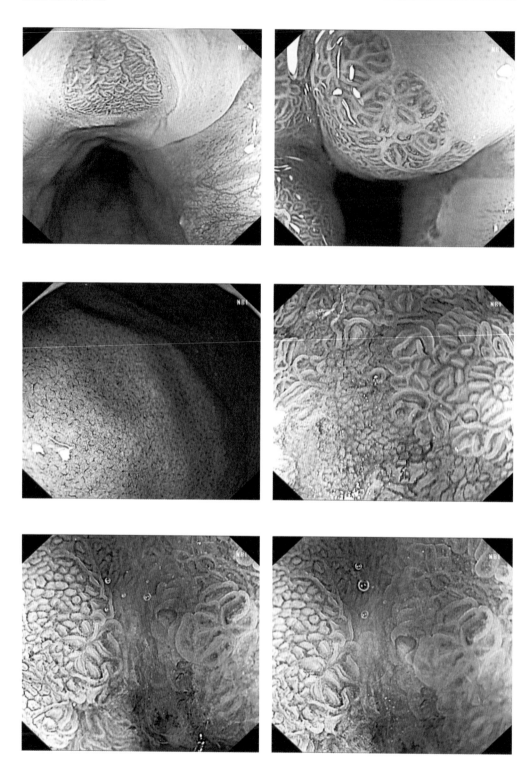

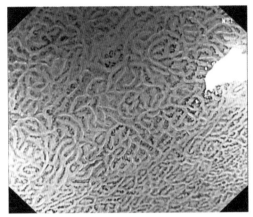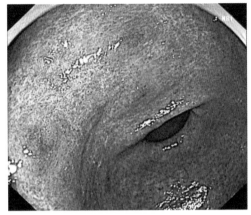

图 6-1-13　精查内镜

1. 适应证

（1）内镜治疗前判定病变范围和浸润程度。

（2）消化道癌前病变的内镜监测。

（3）消化道黏膜病变良恶性质的鉴别。

（4）幽门螺杆菌感染、胃食管反流病等黏膜疾病的辅助诊断。

2. 禁忌证

同超声胃肠镜检查。

3. 护理

同常规胃肠镜检查。

第二节　消化内镜治疗须知

一、食管胃异物内镜下取出术

食管胃异物是指误吞或故意吞入上消化道的各种物体。经内镜下取上消化道异物方法简便、安全性高、痛苦小、费用低、并发症少，是一种治疗上消化道异物较好的方法。

1. 适应证

（1）无胃肠镜检查禁忌证的食管、胃及十二指肠内异物（图 6-2-1）。

（2）术前确认异物不能自行排出者。

2. 禁忌证

（1）同一般胃镜检查。

（2）食管内异物嵌顿，特别是相当于主动脉弓部位的异物嵌入全食管壁者。

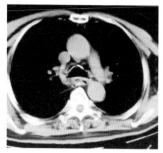
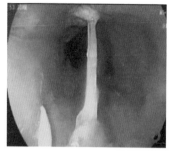
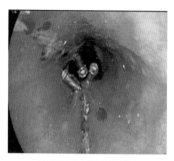

(a)CT显示下的鱼刺　　　　(b)消化道内镜下的鱼刺　　　　(c)组织夹封闭食管创面

图 6-2-1　食管胃异物内镜下取出异物

（3）异物不规则，尖锐过大的异物。

（4）因为停留时间长，有溃疡形成者。

（5）严重食管静脉曲张者。

3. 术前护理

（1）详细询问病史，了解吞服异物的时间、性质、形态、数量及有无胸痛、腹痛，完善 X 线检查，了解有无穿孔。

（2）向患者详细讲解检查目的、方法、注意事项，解除其顾虑，取得配合。若患者有活动性义齿检查前需取出，以免误入食管或气管。检查前 15min 口服祛泡剂，必要时行无痛技术下治疗。

（3）有消化道出血或危重患者应先建立静脉通路，保证安全。

4. 术中护理

（1）患者取左侧卧位，微屈膝（即双腿屈曲）。检查中嘱患者尽量放松，用鼻吸气，口呼气，让口水顺嘴角自然流出，不能咽下以免呛咳。嘱患者与医生配合，入镜后应一直咬紧口垫，不能松开，避免咬伤胃镜，难以忍受时可以打手势示意，以便采取其他必要措施。

（2）无痛胃镜检查中给予吸氧、心电监测，保持呼吸道通畅，防止误吸。密切观察面色、血压、心率、呼吸、血氧饱和度的变化，如发现异常及时报告医生及麻醉师，并协助处理。

5. 术后护理

（1）患者无痛检查结束后进入复苏室，应继续心电监测，密切观察患者生命体征、血氧饱和度和意识的变化，若有异常及时通知医生。

（2）术后禁食 2h，如无黏膜损伤者可进食少许温凉的流质食物或半流质食物；有黏膜损伤者出血者术后应禁食。

（3）密切观察患者有无腹痛、心慌、呼吸困难等不适，观察大便颜色，如出现黑粪、剧烈腹痛、呕血等应及时报告医务人员。

（4）严格按要求做好内镜洗消工作，防止交叉感染。

二、消化道黏膜病变的内镜下治疗

消化道黏膜病变的内镜下治疗最常用的方法包括高频电切除、氩气刀切除法、内镜下黏膜切除术等。

（一）高频电切除和氩气刀切除法

高频电切除指利用高频电流产生热效应使组织蛋白及血管发生凝固，达到息肉切除效果的治疗技术（图6-2-2）。氩气刀切除法是一种新型非接触式电凝技术，它通过电凝氩气产生氩离子，传导高频电流至靶组织，产生热效应，从而达到治疗效果。

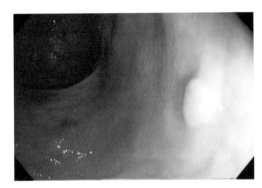

(a) 结肠息肉治疗前　　　　　　　　　　　　(b) 结肠息肉治疗后

图 6-2-2　结肠息肉高频电切前后对比

1. 适应证

（1）胃肠道息肉及腺瘤残余组织的清除。

（2）分布散在、数目较少的多发性息肉。

2. 禁忌证

（1）同常规胃肠镜检查的禁忌证。

（2）直径大于 2cm 的无蒂息肉。

（3）凝血功能障碍及口服抗凝药物未处理者。

（4）使用心脏起搏器者。

3. 术前、术中、术后护理

（1）基本同常规胃肠镜检查。

（2）近期有服用抗凝、抗血小板聚集的药物时，需停药1周以上才能进行内镜下息肉切除。

（3）术后4h后进食温凉流质食物或半流质食物2～3天，忌食热或粗纤维的食物3～5天，避免饮酒。需休息3～5天，避免剧烈活动、避免用力咳嗽。

（二）内镜下黏膜切除术

内镜下黏膜切除术（EMR，图 6-2-3）是指经内镜于病灶的黏膜下层内注射药物形成液体垫，使病变与其固有基层分离，然后进行圈套电切的技术。

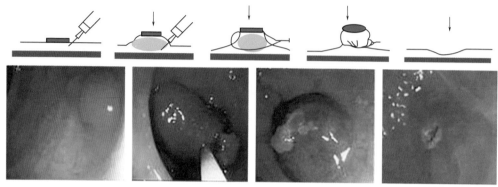

图 6-2-3　内镜下黏膜切除术示意

1. 适应证

（1）获取组织标本。

（2）消化道息肉、消化道早癌。

（3）部分来源于黏膜肌层的黏膜下肿瘤。

2. 禁忌证

（1）有胃肠镜检查禁忌证者。

（2）黏膜下注射抬举征阴性者。

（3）病变表面有明显溃疡或有瘢痕。

（4）凝血功能障碍，有出血倾向者。

（5）起源于固有肌层的黏膜下肿瘤，浸润至黏膜下深层的早期癌。

（6）使用心脏起搏器者。

3. 术前、术中、术后护理

（1）基本同常规胃肠镜检查。

（2）近期有服用抗凝、抗血小板聚集的药物时，需停药 1 周及以上才能进行内镜下黏膜切除术。

（3）根据治疗病变的大小，嘱患者卧床至少 6h，密切观察生命体征及腹部体征。

（4）根据病变的大小，术后至少禁食 6h，如无明显腹痛及出血现象，可逐渐给予温凉流质食物，1 周内给予半流质食物，并逐渐过渡到普通饮食。

（5）黏膜切除术后易并发出血、穿孔、溃疡面、经久不愈等，应重点观察患者有无腹痛、黑粪、呕血、腹胀等情况，出现异常及时报告医生。

三、消化道黏膜下病变的内镜治疗

消化道黏膜下病变的内镜治疗常用的治疗方法为经内镜黏膜下剥离术（ESD），是指在内镜黏膜下注射的基础上将病变黏膜从黏膜下层完整剥离的技术（图 6-2-4、图 6-2-5）。

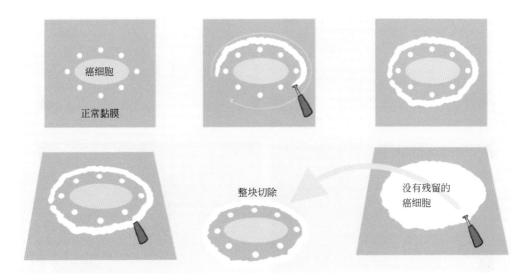

图 6-2-4　经内镜黏膜下剥离术示意

1. 适应证

（1）消化道巨大平坦息肉即直径≥ 2cm 的广基平坦息肉。

（2）早期食管癌、早期胃癌、间质瘤及结肠早期肿瘤的诊断和治疗。

2. 禁忌证

（1）有胃肠镜检查禁忌证者。

（2）黏膜下注射抬举征阴性者。

（3）肿瘤表面有瘢痕。

（4）凝血功能障碍，有出血倾向。

（5）超声内镜提示病变已浸润至黏膜下层 2/3 以上。

（6）使用心脏起搏器者。

3. 术前、术中、术后护理

（1）基本同常规胃肠镜检查。

（2）近期有服用抗凝、抗血小板聚集的药物时，需停药 1 周及以上才能进行经内镜黏膜下剥离术。

（3）患者术后进入复苏室，应继续心电监测，密切观察患者生命体征、血氧饱

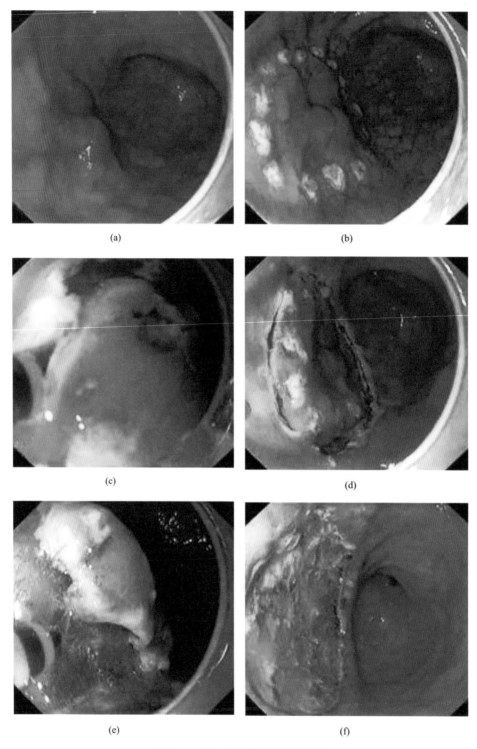

(a)

(b)

(c)

(d)

(e)

(f)

图 6-2-5　经内镜黏膜下剥离术过程

和度和意识的变化，若有异常及时通知医生。

（4）术后禁食 24h，如无明显腹痛及出血现象可逐渐给予温凉流质食物，1 周内给予半流质食物，逐渐过渡到普通食物。

（5）根据治疗病变的大小，嘱患者卧床至少 24h，2 周内避免剧烈活动。

（6）应重点观察患者有无腹痛、腹胀、黑粪、呕血等情况，出现异常应及时报告医生处理。

四、上消化道狭窄的内镜下治疗

上消化道狭窄的内镜下治疗主要有上消化道狭窄扩张术和上消化道狭窄金属支架置入术，指利用内镜在梗阻或狭窄的上消化道放置扩张器或支架以重建上消化道通畅功能的技术。

（一）上消化道狭窄扩张术（图 6-2-6）

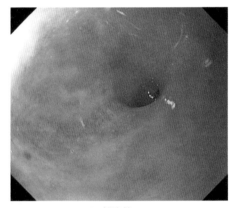 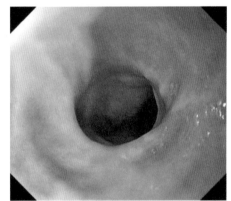

(a) 扩张前　　　　　　　　　　　　　　　　　　(b) 扩张后

图 6-2-6　上消化道狭窄扩张术

1. 适应证

（1）各种原因导致的食管、贲门部狭窄引起的吞咽困难、进食困难者。

（2）动力障碍性狭窄，贲门失弛缓症。

（3）失去手术机会的食管癌。

2. 禁忌证

（1）严重心肺功能不全者。

（2）有凝血功能障碍者。

（3）狭窄严重，引导钢丝无法通过者。

（4）不能合作者，如精神异常、阿尔茨海默病等。

（5）手术瘢痕狭窄者在术后 3 周内不宜扩张。

3. 术前护理

（1）向患者详细讲解检查目的、方法、注意事项，解除其顾虑，取得配合。

（2）近期有服用抗凝、抗血小板聚集的药物时，需停药 1 周以上才能进行上消化道狭窄扩张术。

（3）禁食时间根据狭窄程度决定，检查前 24h 进食流质食物。

（4）检查前遵医嘱服用祛泡剂，服用方法遵照药品说明书。排空膀胱，松开领口及裤带，取下活动性义齿及眼镜，取左侧卧位，微屈膝（即双腿屈曲），必要时行无痛技术下治疗。

4. 术中护理

（1）嘱患者尽量放松，用鼻吸气、口呼气，让口水顺嘴角自然流出，不能咽下以免呛咳。嘱患者与医生配合，入镜后应一直咬紧口垫，不能拔镜，避免咬断胃镜，难以忍受时可以打手势示意，以便采取其他必要措施。

（2）密切观察患者生命体征、神志、面色、疼痛反应等。如患者生命体征及神志出现异常、疼痛难忍、置入扩张器遇到阻力时，应立即停止扩张，不可强行通过，以免导致出血或穿孔等。

5. 术后护理

（1）心理护理　告知患者可能会出现吞咽困难加重或不同程度胸痛的情况，不必紧张，一般 2 ～ 3 天后会逐渐消失。如胸痛加重，应告知医生。

（2）注意休息，避免用力咳嗽及体力劳动。

（3）术后禁食 6h，6h 后如无特殊不适，可进食温凉流质食物，1 ～ 2 天再进食半流质食物，逐步过渡到普食。少食多餐，细嚼慢咽，避免暴饮暴食，少进食油腻或刺激性强的食物。

（4）餐后 1h 和睡眠时应抬高床头 15° ～ 30°，防止食物反流。如出现胸痛、呼吸困难、吞咽困难、咳嗽等不适应立即报告医生。

（5）两次扩张治疗应间隔 1 周以上。

（二）上消化道狭窄金属支架置入术（图 6-2-7）

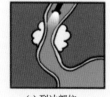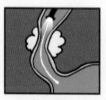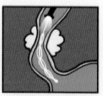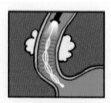

（a）到达部位　　　　（b）插入导丝　　　　（c）插入支架　　　　（d）释放支架

图 6-2-7　上消化道狭窄金属支架置入术示意

1. 适应证

（1）各种原因导致的食管、贲门部狭窄引起的吞咽困难、进食困难者。

（2）贲门失弛缓症。

（3）失去手术机会的食管癌、贲门癌。

（4）一般情况差，不能承受外科开胸手术的食管癌患者。

2. 禁忌证

（1）严重心肺功能不全、病情不稳定者。

（2）有凝血功能障碍者。

（3）不能合作者，如精神异常、阿尔茨海默病等。

（4）多发性消化道狭窄或梗阻。

3. 术前、术中护理

同上消化道狭窄扩张术的护理。

4. 术后护理

（1）心理护理 告知患者支架放置后需要一定的时间适应，不要过于焦虑。术后多有胸痛不适，一般 1 ～ 2 周后可逐渐缓解。

（2）注意休息，避免用力咳嗽及体力劳动。

（3）术后禁食 24h。24h 后如无特殊不适，可进食温凉流质食物，1 周后逐渐过渡到软食。少食多餐，细嚼慢咽，避免暴饮暴食，避免进食大块、干硬、过冷、过热食物，少进食油腻或刺激性强的食物。

（4）餐后 1h 和睡眠时应抬高床头 15° ～ 30°，防止食物反流。

（5）进食前后喝少量温水冲洗食管，以防食物堵塞。

（6）如患者出现胸痛、呼吸困难、吞咽困难、咳嗽等不适立即报告医生。

五、上消化道置管术

胃管置入术是常用的一项医疗护理技术，是将胃管经鼻腔或口腔插入胃内，以达到诊断、治疗、预防疾病的目的（图 6-2-8）。

1. 适应证

（1）胃肠减压。

（2）用于昏迷、病情危重或不能经口进食者，如口腔疾病、口腔和咽喉手术后的患者或拒绝进食的患者。

（3）洗胃，用于误食毒物。

（4）上消化道出血的辅助诊断。

（5）用于 X 线造影膈疝的辅助诊断。

（6）抽取胃液进行实验室分析。

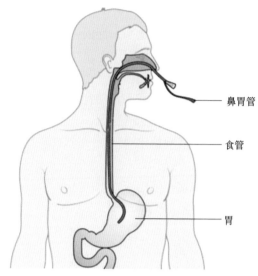

鼻胃管

食管

胃

图 6-2-8　胃管置入术示意

2. 禁忌证

（1）食管狭窄。

（2）食管和胃腐蚀性损伤。

（3）严重食管 - 胃底静脉曲张有引起难以控制出血可能的患者。

（4）颅底骨折合并脑脊液漏者。

（5）严重心肺功能不全者，重度高血压患者。

3. 置管前护理

（1）向患者详细讲解检查目的、方法、注意事项，解除其顾虑，取得配合。

（2）插管前先清洁鼻腔，观察有无鼻息肉、肿瘤，鼻腔内有无黏膜破损，鼻中隔有无弯曲，有无分泌物堵塞。

4. 置管时护理

插管时动作轻柔，如出现恶心、呕吐等情况，应暂停片刻，做深呼吸或吞咽动作。插入不畅时，要检查胃管是否盘缠在口中。出现呛咳和呼吸困难、发绀等，表明胃管误入气管，应立即拔出。

5. 置管后护理

（1）需留置胃管患者需妥善固定，防止脱落，胃肠减压者密切观察记录胃管内引流物颜色、性状、量。

（2）留置胃管者每天进行两次口腔护理，按照要求定期更换。

（3）鼻饲前需确定胃管是否在胃内，每次注食量最多不超过 200mL，温度为 38～40℃，鼻饲后用 30mL 温水冲管，以保持胃管的通畅。

（4）每日检查胃管刻度，若有脱出，立即报告医务人员。

（5）意识不清或躁动不合作者，需预防胃管被拉出，必要时做适当的约束保护。

（6）拔除胃管后检查胃管的完整性，严密观察患者有无腹胀、腹痛、恶心、呕吐等不适。

六、静脉曲张性消化道出血内镜治疗

静脉曲张性上消化道出血主要是指食管 - 胃底静脉曲张破裂出血，是门脉高压最严重的并发症之一。静脉曲张性消化道出血内镜治疗主要有经胃镜食管曲张静脉套扎术、经胃镜食管静脉曲张硬化剂注射、内镜下组织胶注射等。

（一）经胃镜食管曲张静脉套扎术

经胃镜食管曲张静脉套扎术（图 6-2-9）是一种局部断流术，采用橡皮圈结扎曲张的血管，使局部缺血坏死，形成瘢痕，达到食管静脉曲张破裂出血止血和预防出血的治疗方法。

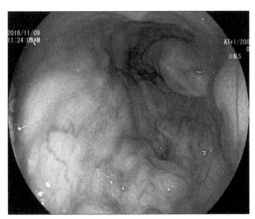

(a) 套扎前　　　　　　　　　　　(b) 套扎后

图 6-2-9　经胃镜食管曲张静脉套扎术

1. 适应证

（1）食管 - 胃底静脉曲张破裂出血或药物止血无效者。

（2）食管静脉曲张反复出血，不能耐受外科手术治疗者。

（3）既往有食管曲张静脉破裂出血史的预防。

2. 禁忌证

（1）基本同常规胃镜检查禁忌证。

（2）食管静脉曲张伴明显胃底静脉曲张者，应先处理胃底的曲张静脉。

3. 术前、术中、术后护理

（1）基本同常规胃镜检查。

（2）术后卧床休息 24h，避免剧烈咳嗽、用力排便等增加腹内压的因素。

（3）术后禁食 24h，以后进食流质饮食 2 天。

（4）术后严密观察患者病情及定时监测生命体征，如出现呕血、黑粪、腹痛、心慌、恶心等不适立即通知医生。

（5）套扎后的患者在 48h 内均有不同程度的吞咽不适、哽噎感、胸骨后隐痛不适，一般无需特殊处理可自行缓解，必要时给予解痉药和镇痛药。

（二）经胃镜食管静脉曲张硬化剂注射和内镜下组织胶注射

经胃镜食管静脉曲张硬化剂注射和内镜下组织胶注射（图 6-2-10）可以消除静脉曲张，有效预防和减少曲张静脉出血。

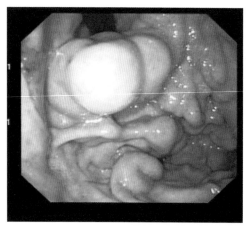 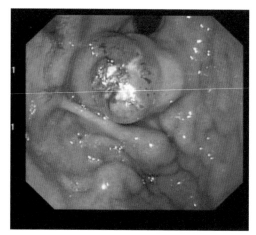

(a) 组织胶注射前　　　　　　　　　　　　　(b) 组织胶注射后

图 6-2-10　内镜下组织胶注射治疗前后对比

1. 适应证

（1）全身情况差，不能耐受手术者。

（2）食管静脉曲张间歇期。

（3）食管结合部曲张静脉急性出血，需立即止血者。

（4）经胃镜食管曲张静脉套扎术后并发大出血，立即用硬化剂注射止血。

（5）外科手术后再次出血。

2. 禁忌证

（1）基本同胃镜检查禁忌证。

（2）食管广泛糜烂、溃疡者。

（3）肝性脑病 2 期者。

3. 术前、术中、术后护理

基本同食管曲张静脉套扎术的护理。

七、胆胰疾病的内镜逆行胰胆管造影术

内镜逆行胰胆管造影术（ERCP）是指将十二指肠镜插至十二指肠降部找到十二指肠乳头，由活检管道内插入造影导管至乳头开口部，注入对比剂，做胰胆管造影，是肝、胆、胰系疾病的重要诊疗方法（图6-2-11）。

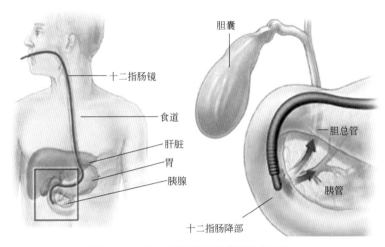

图 6-2-11　经内镜逆行性胰胆管造影术示意

1. 适应证

（1）胆道梗阻引起的黄疸。

（2）疑为胰腺或胆道疾病，如结石、肿瘤、硬化性胆管炎等。

（3）胰腺疾病，如胰腺肿瘤、慢性胰腺炎、胰腺囊肿等。

（4）原因不明的慢性上腹痛患者需排除胆管及胰腺疾病者。

（5）胰管或胆管的组织活检。

（6）胆系手术后疑有胰管破裂者。

（7）Oddi 括约肌测压。

（8）胰腺外伤后疑伴有胰管破裂者。

2. 禁忌证

（1）严重的心、肺或肾功能不全者。

（2）上消化道内镜检查禁忌者。

（3）非结石嵌顿性急性胰腺炎或慢性胰腺炎的急性发作、重症胰腺炎患者。

（4）严重胆道感染，胆管狭窄者。

（5）对碘对比剂过敏。

3. 术前护理

（1）向患者详细讲解检查目的、方法、注意事项，解除其顾虑，取得配合。

（2）术前做碘造影过敏试验。

（3）嘱患者术前禁食 6～8h，手术当天禁烟。

（4）穿着符合要求，避免有金属的物品。

（5）术前用药：检查前 15min 肌注布桂嗪 100mg、山莨菪碱注射液 10mg，口服祛泡剂。

（6）建立静脉通路，以备术中用药。

4. 术中护理

患者一般取左侧卧位或俯卧位，取下活动性义齿及眼镜，给予吸氧、心电监测，密切观察面色、血压、心率、呼吸、血氧饱和度的变化，保持呼吸道通畅，如发现异常及时报告医生，并协助处理。

5. 术后护理

（1）患者应禁食 1 天，卧床休息 2～3 天。

（2）密切观察有无发热、腹痛、黄疸、呕血、黑粪的情况。

（3）梗阻性黄疸留置鼻胆管患者，妥善固定管道，防止折叠、受压，密切观察记录引流管内引流物颜色、性状、量。

（4）遵医嘱予抑酸药及抑制胰腺分泌的药物，按时复查血常规及血淀粉酶。

（5）如出现腹痛、发热、黄疸等情况立即报告医生。

八、下消化道狭窄支架置入术

下消化道狭窄支架置入术指利用内镜在梗阻或狭窄的下消化道放置支架以重建下消化道通畅功能的技术（图 6-2-12）。

1. 适应证

（1）术前过渡性治疗，快速解除梗阻症状；姑息性治疗，用于肠道、盆腔晚期肿瘤的治疗。

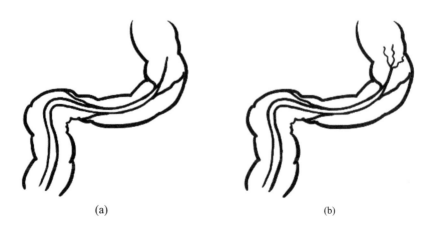

(a)   (b)

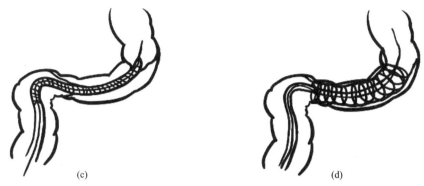

图 6-2-12　下消化道狭窄支架置入术

（2）病变位于肛缘 3 ～ 4cm 或以上。

（3）病变长度＜ 10cm。

（4）病变部位在左半结肠和横结肠远端。

2. 禁忌证

（1）凝血功能障碍及口服抗凝药物未处理者。

（2）一般情况差，心肺功能不全，不能耐受者。

（3）可能有消化道穿孔者。

（4）明确有腹腔广泛转移，多节断肠肿瘤。

（5）疑有小肠广泛粘连、梗阻。

（6）溃疡性结肠炎出血期。

（7）患者不能配合。

3. 术前护理

（1）向患者详细讲解检查目的、方法、注意事项，解除其顾虑，取得配合。

（2）遵医嘱予禁食、胃肠减压、补液及清洁灌肠。

（3）术前 1 周停用阿司匹林、华法林和其他非甾体类药物。

4. 术中护理

基本同常规肠镜。

5. 术后护理

（1）术后卧床休息 1 ～ 3 天，避免剧烈活动引起支架移动或脱落。

（2）术后排便后可先给予流质食物，第二天改为半流质食物，逐渐过渡到软食，少量多餐，忌生、冷、硬、辛辣的刺激性食物。保持大便通畅，避免用力排便。

（3）观察患者大便的颜色、性状、量、次数，如出现便血、腹痛、腹胀、肛门停止排气排便等症状立即通知医生。

九、内镜下肠内营养管置入术

内镜下肠内营养管置入术主要有经胃镜鼻空肠营养管置入术，是指利用胃镜将营养管（图 6-2-13）放置到空肠，建立一条空肠的营养管道，从而使营养物质通过营养管输入空肠，达到肠内营养的目的（图 6-2-14）。

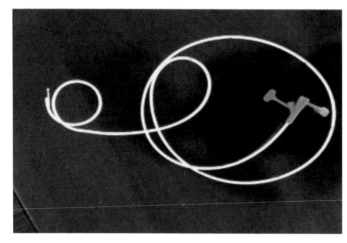

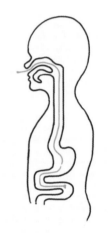

图 6-2-13　肠内营养管　　　　　　　　　　　　图 6-2-14　肠内营养管置入示意

1. 适应证

（1）吞咽和咀嚼困难。

（2）上消化道吻合口瘘。

（3）急性重症胰腺炎。

（4）慢性消耗性疾病、高代谢疾病。

（5）意识障碍或昏迷。

2. 禁忌证

（1）同胃镜检查禁忌证。

（2）食管 - 胃底静脉曲张者。

（3）严重腹胀 - 腹泻间歇综合征。

（4）肠梗阻。

3. 术前、术中、术后护理

（1）基本同常规胃镜检查。

（2）妥善固定营养管，防止脱落。

（3）保持管道通畅，每次灌注营养液前用 50mL 温水冲管。

（4）肠内营养原则：由稀到稠，由少到多，由慢到快，通常温度为 38 ～ 40℃，持续输注每 4h 脉冲式冲管 1 次。

（5）详细记录营养液灌注的时间和量。

（6）每日检查鼻空肠管刻度，若有脱出，立即报告医生。

（7）意识不清或躁动不合作者，需预防鼻空肠管脱出，必要时做适当的约束保护。

（8）每日行口腔护理2次，给予温水棉签擦拭鼻腔，避免鼻腔黏膜干燥、出血。

十、经皮内镜引导下胃造口术

经皮内镜引导下胃造口术（PEG）指在内镜的引导下，经过皮肤的穿刺，将胃肠营养置管置入胃腔内的手术，以达到胃肠营养的目的（图6-2-15）。

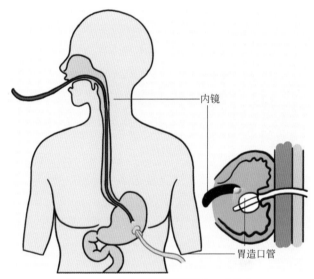

图 6-2-15　经皮内镜引导下胃造口术示意

1. 适应证

（1）吞咽反射损伤，如脑血管意外、多发性硬化等。

（2）耳鼻喉科肿瘤，如口腔癌、食管癌等。

（3）肠内营养支持。

（4）胃肠减压。

（5）痴呆、不愿进食者。

2. 禁忌证

（1）胃部疾病，如胃大部分切除、活动性巨大溃疡、严重胃肠瘘等。

（2）急性胰腺炎或腹膜炎。

（3）严重心肺疾病。

（4）精神失常不能配合者。

（5）不能将胃壁和腹壁贴近者，如腹水、肝大等。

（6）凝血障碍，如血友病等。

（7）食管阻塞导致内镜无法插入者。

3. 术前护理

（1）向患者详细讲解检查目的、方法、注意事项，解除其顾虑，取得配合。

（2）术前准备基本同胃镜。

（3）术前用药　必要时遵医嘱肌注布桂嗪 100mg、山莨菪碱注射液 10mg，口服祛泡剂。

（4）建立静脉通路，以备术中用药。

4. 术中护理

左侧卧位或仰卧抬高床头 30°，取下活动性义齿及眼镜，给予吸氧、心电监测，密切观察面色、血压、心率、呼吸、血氧饱和度的变化，保持呼吸道通畅，如发现异常及时报告医生，并协助处理。

5. 术后护理

（1）合理选择和搭配食物。

（2）术后禁食 24h 后可经瘘管注入 0.9% 氯化钠注射液 50mL，观察瘘管是否通畅，若无异常，术后第二天即可经瘘管注入胃肠营养液或流质食物，管饲前要确认管道是否在胃内。少量多餐，每次注食量最多不超过 200mL，温度为 38 ～ 40℃，管饲前后用 30mL 温水冲管，以保持造口管的通畅。

（3）注食过程中尽可能抬高患者床头，使患者处于半卧位或坐位，保持坐位或半卧位 30 ～ 60min，减少误吸的危险。

（4）术后 10 天内每天用络合碘消毒伤口，用无菌纱布覆盖，隔天换药一次。

（5）窦道形成后，用温水蘸湿棉签由里向外环形清洁瘘口。

（6）长期置管患者 6 ～ 8 个月更换一次管道。

（7）如管道出现磨损、破裂、梗阻时应立即更换。

（8）如出现腹痛或造口周围皮肤红、肿、热、痛及胃内容物渗漏等不适应立即报告医生。

（9）心理护理　鼓励患者选择健康的生活，保持乐观的心态。

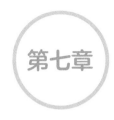

第七章　　消化内镜急救

第一节　麻醉药物过敏、麻醉意外抢救的处理流程

消化道内镜诊疗技术是消化道疾病最常用、最可靠的方法，但也会给患者带来不同程度的痛苦及不适感。随着患者对医疗服务要求的不断提高，对消化内镜诊疗的舒适需求也日益增加。镇静/麻醉下的消化内镜操作逐渐推广。

消化内镜诊疗的镇静/麻醉是指通过应用镇静药和（或）麻醉性镇痛药等以及相关技术，消除或减轻患者在接受消化内镜检查或治疗过程中的疼痛、腹胀、恶心、呕吐等主观痛苦和不适感，尤其可以消除患者对再次检查的恐惧感，提高患者对消化内镜的接受度，同时为内镜医师创造更良好的诊疗条件。

镇静/麻醉本身具有较高风险，有些并发症可造成严重后果甚至死亡。

一、处理流程

（1）镇静/麻醉前认真访视患者，尽量排除安全隐患，保障患者安全，同时做好心理护理，消除患者的紧张恐惧情绪，使其更好地配合镇静/麻醉，完善知情告知相关文件。

（2）镇静/麻醉中须保障静脉通路通畅，做好呼吸和循环的监护和管理。

（3）密切观测患者的生命体征及神志状态，发现患者生命体征改变，如血压下降、血氧饱和度下降、心率减慢时，应立即停止用药，并让患者平卧，开放气道，清除呼吸道分泌物，面罩加压给氧。

（4）症状较轻者按一般对症处理。密切观察病情，记录患者生命体征、一般病情、抢救过程，通知家属，告知病情。

（5）症状重者，即刻通知科主任及护士长，并及时就地抢救，迅速建立两条以上静脉通路，必要时气管插管。呼吸、心搏骤停者立即进行心肺复苏术。

（6）局麻药毒性反应

① 停止应用局麻药。

② 面罩吸氧，必要时气管插管辅助呼吸，以保证氧供。

③ 用苯二氮䓬类药物如地西泮、咪唑西泮等及肌肉松弛药以控制惊厥。

④ 应用升压药、抗心律失常药等支持循环功能。

⑤ 如呼吸、心搏骤停者，立即进行心肺复苏术。

（7）与全身麻醉有关的意外并发症

① 呼吸暂停

a. 立即经面罩人工通气，通气频率每 6s 通气一次，有上呼吸道梗阻者可置入口咽通气道。

b. 必要时可在肌松药辅助下插入气管导管人工通气。

c. 每 2min 检查患者脉搏，如呼吸、心搏骤停者，立即进行心肺复苏术。

② 上呼吸道梗阻

a. 托起下颌，头偏向一侧，适用于舌后坠而引起上呼吸道梗阻。

b. 置口咽或鼻咽通气道。

c. 如因喉痉挛引起上呼吸道梗阻或反流物引起，应立即用肌肉松弛药、气管插管、人工通气。

d. 增大氧流量或经面罩给予高浓度氧，严密观察患者呼吸及血氧饱和度情况。

e. 必要时退出内镜。

③ 误吸综合征

a. 一旦发生误吸，则应立即退出内镜并沿途吸引，将患者头偏向一侧，充分吸引口咽部胃液和食物残渣等。

b. 必要时应及时行气管内插管，在纤维支气管镜明视下吸尽气管内误吸液体及异物。

c. 呼吸支持，行机械通气，纠正低氧血症。

二、流程图

见图 7-1-1。

第二节　低血糖的处理流程

随着糖尿病患病率的上升，糖尿病患者在门诊进行的胃镜、肠镜以及内镜下手术数量显著增加。患者在内镜检查中，需要根据检查项目禁食、禁水。如胃镜检查当日禁食，肠镜需服泻药进行肠道准备，以及检查前 1 天少渣饮食、术后禁食等要求，期间可能出现低血糖；另一方面，胃镜、肠镜检查所引起的手术应激反应，暂

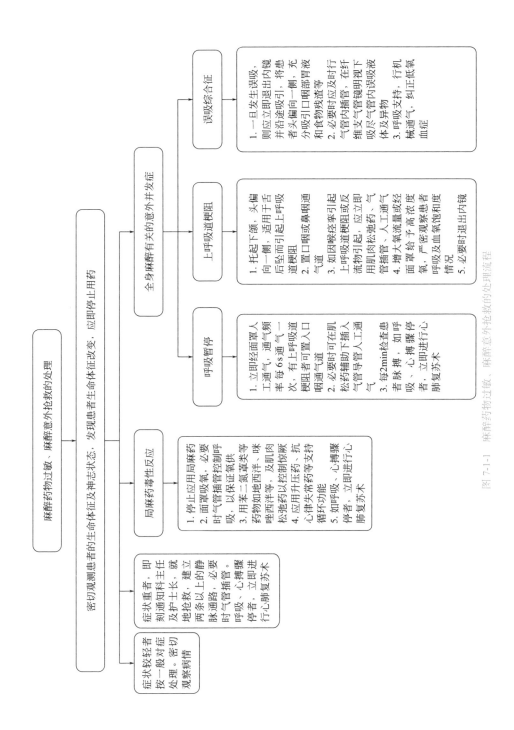

麻醉药物过敏、麻醉意外抢救的处理

密切观测患者的生命体征及神志状态、发现患者生命体征改变，应即停止用药

过敏

症状较轻者按一般对症处理。密切观察病情

症状重者，即刻通知科主任及护士长，就地抢救；建立两条以上的静脉通道，必要时气管插管。呼吸、心搏骤停者，立即进行心肺复苏术

局麻药毒性反应

1. 停止应用局麻药
2. 面罩吸氧，必要时气管插管控制呼吸，以保证氧供
3. 用药物如地西泮、咪唑西泮等、及肌肉松弛药以控制惊厥
4. 应用升压药、抗心律失常药等支持循环功能
5. 如呼吸、心搏骤停者，立即进行心肺复苏术

全身麻醉有关的意外并发症

呼吸暂停

1. 立即经面罩人工通气，通气频率每 6s 一次；有上呼吸道梗阻者可置入口咽通气道
2. 必要时可在肌松药辅助下插入气管导管人工通气
3. 每2min检查患者脉搏，如呼吸、心搏骤停者，立即进行心肺复苏术

上呼吸道梗阻

1. 托起下颌，头偏向一侧，适用于舌后坠而引起上呼吸道梗阻
2. 置口咽或鼻咽通气道
3. 如因喉痉挛引起上呼吸道梗阻或反流物引起，应立即用肌肉松弛药、气管插管、人工通气
4. 增大氧气流量或经面罩给予高浓度氧，严密观察患者饱和度呼吸及血氧饱和度情况
5. 必要时退出内镜

误吸综合征

1. 一旦发生误吸，则应立即退出内镜并吸净吸引，将患者头偏向一侧，充分吸引口咽部胃液和食物残渣等
2. 必要时应及时行气管内插管，在纤维支气管镜明视下吸尽气管内误吸液体及异物
3. 呼吸支持，行机械通气，纠正低氧血症

图 7-1-1　麻醉药物过敏、麻醉意外抢救的处理流程

151

时停用降糖药物，期间可能升高血糖水平，而高血糖易导致感染，并影响伤口愈合（取病理、内镜下手术等）。

低血糖是指成年人空腹血糖浓度低于 2.8mmol/L。糖尿病患者血糖值 ≤ 3.9mmol/L 即可诊断低血糖。临床症状表现为心慌、手抖、出冷汗、面色苍白、四肢冰冷且麻木无力，同时有头晕、烦躁、焦虑、注意力不集中和精神错乱等神经症状。低血糖对人体是有害的，尤其是对老年糖尿病患者，低血糖的危害更甚于高血糖。

一、预防

（1）由于胃镜肠镜检查需要空腹，所以要事先评估糖尿病患者既往低血糖的发生症状和频率，以及相关的血糖治疗控制问题。按照检查前后适宜的血糖水平进行事先管理，达标后进行检查。

（2）预防临时出现的低血糖或高血糖。应用胰岛素的患者，建议在检查时携带含糖饮料、水果糖、少量小点心，在肠镜检查结束后食用。

（3）在全麻期间（无痛检查），低血糖症状容易被掩盖。对于接受无痛胃镜肠镜检查的糖尿病患者，应及时监测血糖，内镜检查前适当调整糖尿病治疗。

（4）糖尿病患者离开消化内镜室的标准是步态稳定，无头晕症状，经许可后可由亲友陪同离院。

二、紧急处理

（1）在清醒的患者中，低血糖可能导致饥饿感、出汗、心慌、虚弱、疲劳及神志不清等症状，进食约 15g 含糖的食物或饮料，15min 后根据血糖测试结果，重复进行直至血糖升高并且症状消失为止。

（2）疑似低血糖昏迷的患者，应立即抽血做相关化验，静脉注射 50% 葡萄糖溶液 60 ～ 100mL。未恢复者可反复注射直至清醒。经处理意识完全恢复后仍需继续观察。

（3）密切观察病情，记录患者生命体征。

三、流程图

见图 7-2-1。

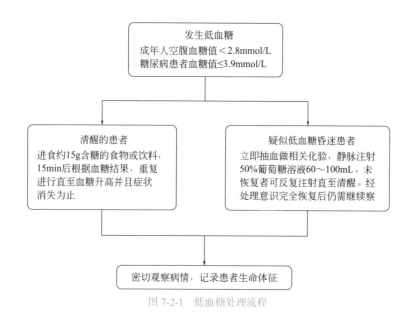

发生低血糖
成年人空腹血糖值＜2.8mmol/L
糖尿病患者血糖值≤3.9mmol/L

清醒的患者
进食约15g含糖的食物或饮料，
15min后根据血糖结果，重复
进行直至血糖升高并且症状
消失为止

疑似低血糖昏迷患者
立即抽血做相关化验，静脉注射
50%葡萄糖溶液60～100mL。未
恢复可反复注射直至清醒。经
处理意识完全恢复后仍需继续察

密切观察病情，记录患者生命体征

图 7-2-1　低血糖处理流程

第三节　坠床/摔伤的处理流程

坠床是消化内镜镇静/麻醉的严重并发症之一，轻者可造成患者四肢和躯体创伤，重者可危及患者生命。严密监护，并始终妥善固定与防护患者是防止坠床的关键。

一、预防

（1）镇静/麻醉后复苏时应密切观测患者的生命体征及神志状态。

（2）门诊患者严格掌握患者离院标准，并保证医护人员在场；住院患者检查结束后与陪护或陪检人员做好交接。

二、处理流程

（1）当患者因在内镜检查中未固定好体位出现突然坠床、摔伤时，护士立即到患者身边检查患者摔伤情况，医生判断患者的神志、受伤部位、伤情程度、全身状况等。

（2）受伤程度较轻者，可嘱卧床休息。安慰患者，并测量生命体征，根据病情做进一步的检查和治疗。

（3）对于皮肤出现瘀斑者进行局部冷敷；皮肤擦伤渗血者用生理盐水清洗伤口、消毒后，用无菌敷料包扎；出血较多或者有伤口者先用无菌敷料压迫止血，再由医师酌情进行伤口清创缝合。创面较大、伤口较深者遵医嘱注射破伤风抗毒素。

（4）对疑有骨折或肌肉、韧带损伤的患者根据摔伤部位和伤情采取相应的搬运方法，将患者抬上检查床，请医生对患者进行检查，必要时遵医嘱行 X 线检查及其他治疗。

（5）对于摔伤头部出现意识障碍等危及生命的情况时，评估患者后，应将患者轻抬至检查床，严密观察病情变化，注意瞳孔、神志、生命体征等变化情况，通知医生，迅速采取相应的急救措施。

（6）严密观察病情变化，实时做好监护记录，认真交班。

（7）分析原因，了解坠床、摔倒的经过，改进护理措施和设施设备，同时向患者做好宣教指导，提高患者的自我保护意识，避免类似事情再次发生。

三、流程图

见图 7-3-1。

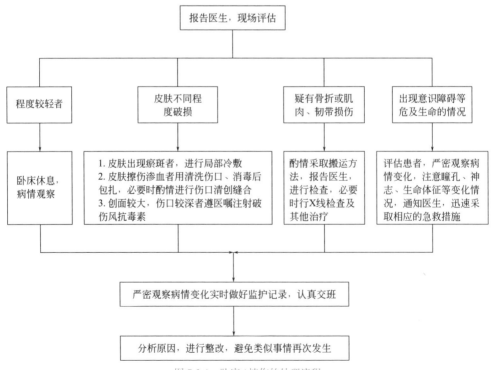

图 7-3-1　坠床/摔伤的处理流程

第四节　心脏骤停的抢救流程

心脏骤停是指心脏射血功能突然停止。心脏骤停发生后，由于脑血流突然中断，10s 左右患者即可出现意识丧失。如患者得到心肺复苏等措施的及时救治，则有可能恢复自主循环，生存概率较高，否则将导致生物学死亡，自发逆转者极其罕见。

一、心脏骤停的预防

（1）在消化内镜检查预约过程中进行筛查。
（2）在进行检查前进行病情基本评估。
（3）在检查过程中严密监测患者生命体征。

二、心脏骤停的识别

（1）意识突然丧失或伴有短暂抽搐。
（2）呼吸断续，喘息，随后呼吸停止。
（3）大动脉（颈动脉、股动脉）搏动消失，心电监测示一条直线、室颤或心电 - 机械分离。
（4）皮肤苍白或明显发绀，瞳孔散大，大小便失禁。
（5）心音消失。

三、心脏骤停生存链

心脏骤停会发生在任何地方，比如街上、家里或医院的急诊室或住院部病床上。患者在院内或院外发生心脏骤停，决定了治疗系统的不同。2020 年美国心脏协会（American Heart Association，AHA）国际心肺复苏指南建议对生存链进行划分（图 7-4-1），把院内和院外出现心脏骤停的患者区分开来，确认患者获得救治的不同途径。

院内成人心脏骤停生存链的环节包括：及早识别与预防、启动应急反应系统、高质量 CPR、除颤、心脏骤停恢复自主循环后治疗、康复。

IHCA

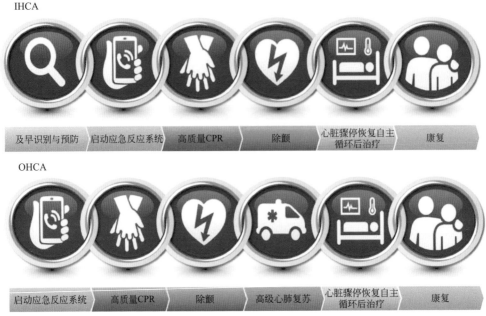

| 及早识别与预防 | 启动应急反应系统 | 高质量CPR | 除颤 | 心脏骤停恢复自主循环后治疗 | 康复 |

OHCA

| 启动应急反应系统 | 高质量CPR | 除颤 | 高级心肺复苏 | 心脏骤停恢复自主循环后治疗 | 康复 |

图 7-4-1　心脏骤停生存链（2020 版）

四、心肺复苏术的基本步骤

基础生命支持（basic life support, BLS）又称初级心肺复苏、初步急救或现场急救，是指采用徒手和（或）辅助设备来维持心搏骤停患者的循环和呼吸的最基本抢救方法。BLS 的基本步骤包括对心脏骤停的识别和判断、呼叫和求救、实施基本的循环、呼吸支持和电除颤等措施。

（1）患者在内镜检查过程中出现呼吸、心搏骤停，立即停止检查，进行就地抢救。

（2）启动应急反应系统，报告科室主任及护士长。

（3）胸外心脏按压，连接心电监测，如心电示波为可电击心律则应尽早除颤。

（4）开放气道，清除口鼻异物，面罩给氧或气管插管。

（5）建立静脉通路，遵医嘱给药。抢救执行口头医嘱时，对医生的口头医嘱进行复述，确认无误后执行医嘱。详细记录抢救过程中所用药物，保留安瓿备查。

（6）抢救过程中严密观察患者的生命体征变化，随时报告医生。

（7）患者病情好转后转病房或 ICU 进一步治疗及检查。与病房医生及护士对病情及用药、抢救过程详细交接。

五、成人心肺复苏术的简化流程图

见图 7-4-2。

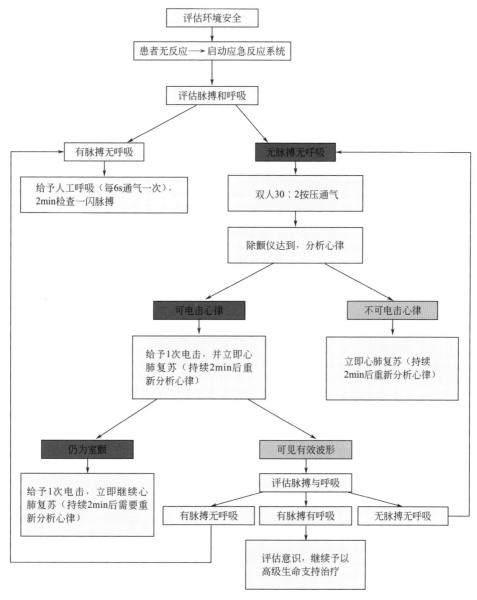

图 7-4-2 成人心肺复苏的简化流程

第五节　放射事件应急处理预案的处理流程

消化内镜专科特殊环境中的各种危害因素易对消化内镜医护人员自身健康造成伤害。应强化内镜室医护人员的职业防护意识，提高对突发放射事故的处理能力，最大程度地预防和减少突发放射事故的损坏，保护环境，保障工作人员安全。

一、放射事故分级

根据放射事故的性质、严重程度、可控性和影响范围等因素，从重到轻将放射事故分为特别重大放射事故、重大放射事故、较大放射事故和一般放射事故四个等级。

（1）特别重大放射事故，是指Ⅰ类、Ⅱ类放射源丢失、被盗、失控造成大范围重放射污染后果或者放射性同位数和射线装置失控导致3人以上（含3人）急性死亡。

（2）重大放射事故，是指Ⅰ类、Ⅱ类放射源丢失、被盗、失控或者发射性同位数和射线装置失控导致2人以下（含2人）急性死亡或者10人以上（含10人）急性重度放射病、局部器官残疾。

（3）较大放射事故，是指Ⅲ类放射源丢失、被盗、失控或者放射性同位数和射线装置失控导致9人以下（含9人）急性重度放射病、局部器官残疾。

（4）一般放射事故，是指Ⅳ类、Ⅴ类放射源丢失、被盗、失控或者放射性同位数和射线装置失控导致人员受到超过年计量限值的照射。

二、放射事故的预防

放射事故多数是人为因素造成的责任事故，严格放射防护管理做好预防工作，是防止放射事故发生的关键环节。

（1）健全放射防护管理体制和规章制度，放射源使用和保管落实到人，纪律要严，奖惩要分明。

（2）组织放射防护知识培训，不准无证上岗，严格操作规程。

（3）定期检查放射防护设施，发现问题，及时检修。

三、放射事故的应急处理

（1）立即撤离有关工作人员，封锁现场，控制事故源，切断一切可能扩大污染范围的环节，防止事故扩大和蔓延。放射源丢失，要全力追回，对放射源脱出，要将源速转移至容器内。

（2）对可能受放射性核素污染或者损伤的人员，立即采取暂时隔离和应急救援措施，在采取有效个人防护措施的情况下组织人员彻底清除污染并根据需要实施医院检查和医学处理。

（3）对受照人员要及时估算受照剂量。

（4）污染现场未达到安全水平之前，不得解除封境，将事故的后果和影响控制在最低限度。

（5）放射事故的报告　发生或者发现放射事故的科室和个人，必须立即向医务科（或总值班）报告。医务科（或总值班）应立即向主管领导汇报，并及时收集整理相关处理情况向区、市环保局、省环保局、环保热线、市公安局、市卫生局、省公安厅、省卫生厅报告，最迟不能超过 2h ；同时，医务科需在 24h 内报出《放射事故报告卡》。重大放射事故应当在 24h 内逐级上报到环保总局、公安部、卫生部。

四、流程图

见图 7-5-1。

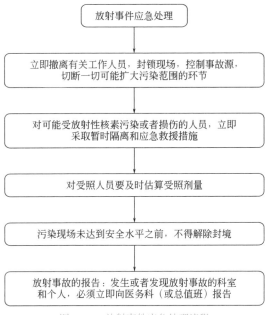

图 7-5-1　放射事件应急处理流程

第六节 针刺伤的处理流程

锐器伤害是职业危害中导致感染血源性疾病最常见的原因，最常见的是注射器针刺伤，针刺伤约占锐器伤的 66.6%，全世界每年约有 100 万例意外针刺伤。针刺伤是一种由医疗利器如注射器针头、缝针、各种穿刺针、手术刀、剪刀造成的意外伤害，造成皮肤深部足以使受伤者出血的皮肤损伤。

据美国 CDC（疾病预防控制中心）估测，健康的医务人员患传染病的原因 80% ~ 90% 是由针刺伤所致。现已证实 20 种病原体可经针刺伤接触传播。针刺伤发生时，一般只需 0.004mL 血液就足以使受伤者感染乙型肝炎病毒。产生致命后果的同时可造成受伤者严重而持久的心理压力，严重影响其正常生活。

发生针刺伤的原因：①自我防范意识差。②未严格遵守操作规程；③护理人员短缺，工作繁忙；④医疗操作环境的影响；⑤护士针刺伤管理制度不健全。

一、预防

（1）职业防护知识的培训，增强防护意识。

（2）规范安全的操作规程　①禁止回套针帽，必须回套时，则用单手操作；② 拔下的针头，禁手持针随意走动或随意放置。③用后的锐器及时放入利器盒，针头严禁混入其他垃圾；④保证充足的光线。

（3）改善医疗操作环境，提供便于丢弃利器的容器、真空采血、试管采血等。

（4）使用安全医疗器具。

（5）个人防护用物——戴手套。每次脱手套后彻底洗手，戴手套虽然不能防止针刺伤，但可以减少进入人体的量而减少感染的概率。

二、应急处理

（1）立即挤出伤口部位的血（由近心端向远心端挤）。

（2）流动水下冲洗（图 7-6-1）。

（3）安尔碘、酒精消毒伤口，包扎。

（4）确定暴露源患者，确定暴露源是否感染 HIV、HBV。

（5）向主管部门汇报并填写锐器伤登记表。

（6）请有关专家评估针刺伤并指导处理（检测、预防用药）。

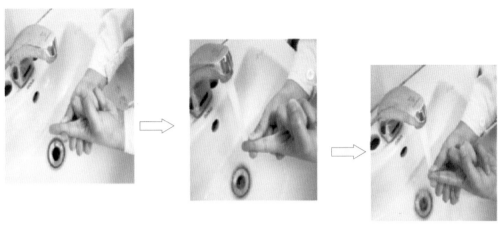

图 7-6-1 流动水冲洗

三、流程图

见图 7-6-2。

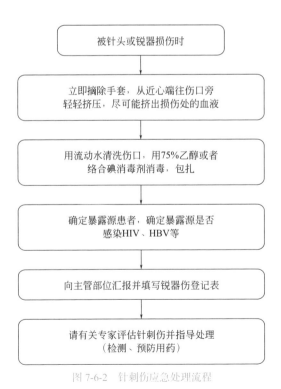

被针头或锐器损伤时

立即摘除手套，从近心端往伤口旁
轻轻挤压，尽可能挤出损伤处的血液

用流动水清洗伤口，用75%乙醇或者
络合碘消毒剂消毒，包扎

确定暴露源患者，确定暴露源是否
感染HIV、HBV等

向主管部位汇报并填写锐器伤登记表

请有关专家评估针刺伤并指导处理
（检测、预防用药）

图 7-6-2 针刺伤应急处理流程

第七节 消化道出血的应急处理

消化道出血是临床常见症候群，可由多种疾病所致。消化道是指从食管到肛门的管道，包括食管、胃、十二指肠、空肠、回肠、盲肠、结肠及直肠。上消化道出血是指十二指肠悬韧带（Treitz 韧带）以上的食管、胃、十二指肠、上段空肠以及胰管和胆管的出血。十二指肠悬韧带以下的肠道出血统称为下消化道出血。随着内镜技术的发展，新名词"中消化道"改变了对消化道的传统分段概念的认识。新定义以十二指肠乳头、回盲瓣为标志，将消化道分为"上消化道"（十二指肠乳头以上）、"中消化道"（十二指肠乳头至回盲瓣）和"下消化道"（盲肠、结肠、直肠）。

消化道出血可因消化道本身的炎症、机械性损伤、血管病变、肿瘤等因素引起，也可因邻近器官的病变和全身性疾病累及消化道所致。

内镜治疗结肠镜、小肠镜下可进行消化道止血。但在行消化道内镜检查时有可能出现术中消化道的出血。根据出血部位及出血量、出血速度不同，临床表现各异。

（1）一般状况　小量（400mL 以下）、慢性出血多无明显自觉症状。急性、大量出血时出现头晕、心慌、冷汗、乏力、口干等症状，甚或晕厥、四肢冰凉、尿少、烦躁不安、休克等症状。

（2）生命体征　脉搏和血压改变是失血程度的重要指标。急性消化道出血时血容量锐减，最初的机体代偿功能是心率加快，如果不能及时止血或补充血容量，出现休克状态，则脉搏微弱甚至扪不清。休克早期血压可以代偿性升高，随着出血量增加，血压逐渐下降，进入失血性休克状态。

一、上消化道大出血的应急预案与处理流程

（1）立即去枕平卧，头偏向一侧，清理口腔分泌物，保持呼吸道通畅。

（2）给予氧气吸入。

（3）迅速建立两条以上静脉通道，补充血容量，尽量选择粗、直的血管，避免在输血、输液的肢体侧采血或监测血压。

（4）遵医嘱积极补充血容量，准确抽取血标本，为输血做好准备。

（5）遵医嘱静脉给予止血药物、输注新鲜血等，静脉使用生长抑素者保证用药的连续性，及时续用。

（6）备好急救车和各种抢救药物，积极配合医生抢救。

（7）遵医嘱给予各种止血治疗，如冰生理盐水洗胃、胃内灌注去甲肾上腺

素或内镜止血等。

（8）严密观察生命体征、神志的变化，准确记录出入液量，密切观察呕血、黑粪的颜色、量、性质及伴随症状，准确估计出血量，判断出血是否停止。

（9）做好患者的皮肤护理及口腔护理，预防并发症。

（10）呕血或解黑粪后及时清除血迹、污物，稳定患者的情绪。

（11）及时、准确记录抢救过程，严格交接班。

二、下消化道大出血的应急预案与处理流程

若是在内镜检查治疗时发生下消化道出血，可采用内镜下局部止血，如肠息肉出血可用圈套器切除，体积较小的息肉亦可用高频电灼去除；可在出血灶直接喷洒血管收缩药、Monsell液或用高频电灼及激光、微波等止血；黏膜下局部注射药物血管收缩药、硬化剂等。

出血原因和出血部位不明确的情况下，不主张盲目行剖腹探查。

经内科保守治疗仍出血不止危及患者生命，无论出血病变是否确诊，均是急诊手术的指征。

其他急救处理见"上消化道出血应急预案与处理流程"。

三、流程图

上消化道出血应急预案与处理流程见图7-7-1。

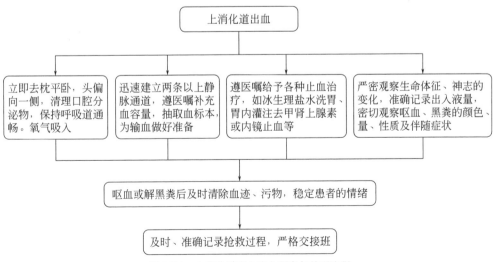

图 7-7-1 上消化道出血应急预案与处理流程

第八节　消化道穿孔的应急处理

消化内镜检查及经内镜下治疗的患者术中或术后出现腹胀，尤其是腹胀进行性加重均应注意穿孔可能。

一、应急处理

（1）操作过程中明确穿孔，可在内镜下止血夹闭穿孔。
（2）如内镜不能处理，立即请外科急会诊行外科治疗。
（3）立即建立静脉通路，遵医嘱给药，应用抗生素预防感染。
（4）禁食、胃肠减压。
（5）门诊患者立即办理相关住院手续，密切观察患者的生命体征，并护送进入病房与外科医生交班。决定是否直接送手术室急诊手术治疗。
（6）及时、准确记录病情。
（7）做好患者及家属的心理护理。

二、流程图

见图 7-8-1。

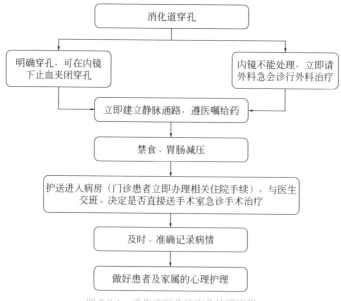

图 7-8-1　消化道穿孔的应急处理流程

第九节 低血容量性休克的应急处理

低血容量性休克为血管内容量不足，引起心室充盈不足和心排血量减少，如果增加心率仍不能代偿，可导致心排血量降低。消化道内镜检查时有可能出现术中消化道的出血。急性消化道出血时血容量锐减，最初的机体代偿功能是心率加快，如果不能及时止血或补充血容量，则可出现休克状态。

一、紧急处理

（1）积极纠正低血容量性休克的病因是治疗的基本措施。对于出血部位明确、存在活动性失血的休克患者，应尽快内镜下止血。

（2）采取休克体位，上肢抬高 30°，下肢抬高 15°，促进机体的血液循环。

（3）保持静脉通路通畅，遵医嘱补液治疗，对于操作时间较长、深度镇静/麻醉的患者应常规预防性补充液体。

（4）严密观察患者生命体征、神志的变化。

（5）盖好被褥，保暖。

（6）及时、准确记录病情及抢救过程。

二、流程图

见图 7-9-1。

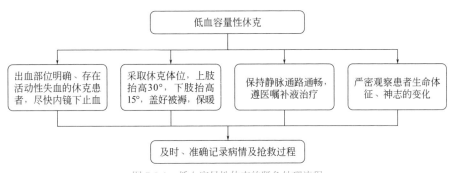

图 7-9-1 低血容量性休克的紧急处理流程

第十节　其他应急处理流程

其他应急处理流程见图 7-10-1 ～图 7-10-6。

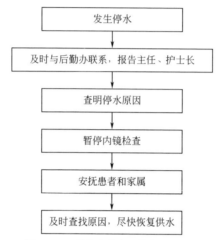

图 7-10-1　消化内镜中心停水处理流程

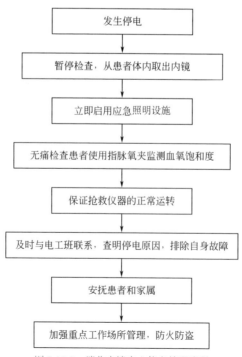

图 7-10-2　消化内镜中心停电处理流程

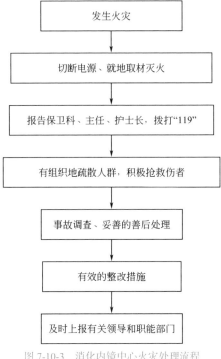

图 7-10-3 消化内镜中心火灾处理流程

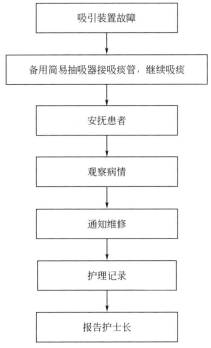

图 7-10-4 消化内镜中心吸引故障处理流程

167

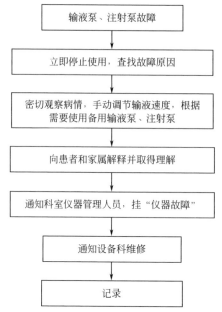

图 7-10-5　消化内镜中心输液泵、注射泵故障处理流程

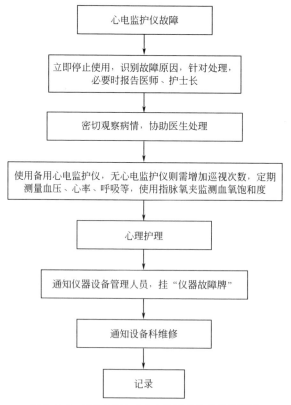

图 7-10-6　消化内镜中心心电监护仪故障处理流程

第八章　消化内镜专科护士准入管理

一、概述

专科护士是指在临床某一特定护理领域具有较高的知识或技能水平并在该领域从事高级护理实践活动，通过医院选拔或被同行认可具备高级护理实践资格的注册护士。综合国内外研究将专科护士分为两种，初级临床专科护士（specialty nurse,SN）和高级临床专科护士（advanced practice nurse，APN），初级专科护士（SN）指某一特定护理专科领域具有较系统的理论和专业实践水平，为服务对象提供专业服务的临床专科资质的护士，我国专科护士大多属于此类。高级实践护士（APN）是指具有硕士及以上学位，有深厚的专科知识、丰富的临床经验、复杂问题的决策能力及扩展临床实践才能，能进行全面健康管理的注册护士。

近年来，我国消化内镜技术得到突飞猛进的发展，诊疗水平已接近国际水平，在消化道肿瘤筛查、微创诊疗中发挥着至关重要的作用。这不仅给消化内镜医生的诊疗水平带来了新的机遇与挑战，也对消化内镜护士队伍的整体素质提出了更高要求。研究表明，消化内镜护士在内镜诊疗过程中扮演着多种重要角色，受过专科培训的消化内镜护士能够提高消化内镜术中一系列操作的安全性。因此，消化内镜护士专业化发展是顺应内镜护理发展需求的。

消化内镜专科的专业性及技术性都很强，作为消化内镜技术中的主要参与者之一，消化内镜专科护士不仅需要掌握基本理论和技能，更应具备一定的内镜器械操作能力，并且也有快速应对术中突发情况的综合能力。才能胜任日新月异的消化内镜护理工作。

二、消化内镜专科护士角色定位

（1）组织管理与沟通协调者。

（2）消化内镜检查配合人员，甚至独立操作师。

（3）在经过认证、有权限给予镇静麻醉药的医师指导下，可以执行中等程度的镇静给药。

（4）仪器洗消与保养者，监控消毒隔离，保障患者安全。

（5）带教老师，负责实习生、规培护士、进修护士，低年资护士培训与指导。

（6）科研人员，撰写相关文章与课题，发明创造，参与编写内镜专业相关的文章、书籍、技术规范、指南，进行会议交流发言等。

（7）耗材管理与成本核算者，运用智慧化手段进行耗材管理与成本控制。

三、消化内镜专科护士准入条件

（1）具有良好的职业道德和奉献精神。

（2）获得护士执业证书。

（3）具有中级及以上职称。

（4）大专以上学历具有 5 年以上消化内镜临床工作经验，本科以上具有 3 年相关工作经验。

（5）2 年内直接护理消化科患者时数达 1000h。

（6）业务知识扎实，基本理论和基本技能考核成绩优良。

（7）具有一定科研能力、带教能力。

四、消化内镜专科护士准入程序

（1）个人提出申请。

（2）消化内镜专科护士培养基地审核资料。

（3）参加基地 8 ～ 12 周脱产培训，其中 4 周理论，4 ～ 8 周临床实践。

（4）完成课程和实践并通过各项能力考核。

（5）通过考核后由专科护士认证机构颁发证书。

（6）复审　获得证书后完成继续教育、科研积分。在临床上能够承担实践指导、咨询工作。每 5 年一次复评，从事消化内镜临床护理实践达 2000h。

五、消化内镜专科护士培训

（1）建立标准培养规范，从临床中选拔高级临床实践护士进行师资培训与认证。

（2）培训模式　理论＋实践，结合继续教育＋临床实践时数积分。

（3）培训教材　统一编写教材，制定培训计划并取得相关专业部门审批。

（4）培训模式　分层培训，依据初级、中级、高级专科护士要求进行分层培训。

（5）建立考评体系　贯穿整个消化内镜专科护士培养过程，包括理论学习评价和实践能力评价，以及定期积分制复评。

六、消化内镜专科护士培训基地管理及考评制度

（1）专科培训基地要有基地人员结构与分工。

（2）基地有培训师资信息及选拔、培训、考核要求及短、长期培养计划。

（3）按要求完成基地每年的培训任务。

（4）制定基地年度培训计划（含培训内容、方法、进度安排、评价等）。

（5）制定临床实践培训计划（1～2个月），以周为单位，内容包括临床实践、结合 PPT 授课、技能培训项目。

（6）按计划落实专科护士理论和临床实践培训计划。

（7）培训结束，对学员、授课或临床实践指导老师进行双向评价，对评价反馈结果进行总结分析；对存在的问题，有整改措施且体现在次年的专科护士培训计划中。

（8）建立每期培训班学员信息档案（包括医院、科室、姓名、年龄、学历、职称、学习起止时间、联系电话及邮箱等）。

（9）基地每半年对工作进行总结，包括培训任务完成基本情况、基地的建设、取得的成绩，存在的问题、有改进的措施，且在下一年度专科护士培训中体现。

（10）培训结束，将所有培训资料整理，包括培训通知、培训学员管理制度、培训课程表、临床实践安排、学员考试成绩、反馈总结等。见表 8-1-1。

表 8-1-1　内镜专科护士培训进度安排

时间	培训内容	授课方式 （A 为 PPT 授课；B 为实操）	评价		
			自评	带教老师评价	护士长评价
第 1 阶段 （第 1～4 周）	消化内镜中心基本概况与布局，熟悉各诊室的工作职责	A			
	消化内镜构造以及日常的维护与保养	A			
	内镜清洗消毒规范、清洗消毒机及相关清洗设备的使用方法	A			
	消化内镜检查相关解剖知识	A			
	患者的接诊、熟悉各种内镜检查的预约及患者信息输入	B			
	胃肠镜检查工作流程及术前的准备和术中配合	B			
	胃肠镜检查适应证及禁忌证，以及肠镜检查的辅助手法	A			

续表

时间	培训内容	授课方式（A为PPT授课；B为实操）	评价		
			自评	带教老师评价	护士长评价
第2阶段（第5～8周）	消化内镜诊疗方法与新进展	A			
	专科常见内镜诊疗患者健康教育	A			
	各种内镜系统及各种仪器（如氩气刀、高频电刀等）的使用方法和注意事项	A			
	消化内镜诊疗常用附件的选择与使用	A			
	内镜下小息肉APC治疗术的配合及附件的使用方法	A+B			
第3阶段（第9～12周）	内镜下取异物附件的使用及配合	A			
	内镜下止血治疗的常用方法，内镜及附件的选择、护理配合	A+B			
	EMR的原理、适应证及禁忌证，常用附件的使用方法及术前准备术后配合	A+B			
	内镜下三四级手术的流程、术前的准备及术后的无缝隙交接	A+B			
	消化内镜中心常见应急预案的处理流程	A			
	心肺复苏及除颤仪的使用	A+B			
	消化内镜中心患者安全管理	A			

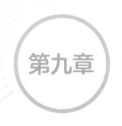

第九章　消化内镜诊疗中心安全运行指南

一、适用范围

本指南适用于已经开展或拟开展消化内镜诊疗操作的医院及健康管理中心。

二、诊疗项目

（1）各级医疗机构在卫生行政部门的核准范围内开展消化内镜诊疗技术，开展的项目应当与其功能定位和技术能力相适应。可根据实际情况开展包括胃镜、结肠镜、十二指肠镜、小肠镜、胶囊内镜、超声内镜等诊疗技术。

（2）健康管理中心可在卫生行政部门的核准范围内开展胃镜、磁控胶囊胃镜、结肠镜、小肠胶囊内镜等检查技术，单独设立的健康体检中心不可开展内镜下治疗。

三、消化内镜中心功能区域设置

消化内镜中心宜设置候诊区、术前准备区、诊疗操作区、麻醉恢复区、清洗消毒区、综合办公区等六个功能模块，合理划分清洁区、潜在污染区和污染区，区别医务人员通道和患者通道。要合理规划诊疗流程，明确标识诊疗路线。

1. 候诊区

宜根据消化内镜中心日均诊疗量规划候诊区域面积，注重人文关怀，充分考虑消化疾病患者、老年人和残障人士的特殊要求，有条件的单位可设置卫生间等设施，并符合国家《无障碍设计规范》（GB 50763—2012）的有关规定。

2. 术前准备区

术前准备区设置应注重保护患者隐私，增加私密性，有条件的单位可设立更衣室，推荐实心墙分隔成单个房间，也可用吊帘分隔，吊帘分隔者平行床间距不应小于1.40m，床沿与墙面净距不应小于1m。术前准备区应配备负压吸引、供氧、生命体征监测设备，以及麻醉镇静术前准备需要的手套、静脉注射针、无菌注射器、生理盐水、无菌敷贴、皮肤黏膜消毒液等。术前准备区可同时进行术前谈话与麻醉风险评估，以便签署相关知情同意书，保证足够的空间便于医生与患者及其家属进行沟通。

3. 诊疗操作区

可设置一个至多个内镜操作室，各操作室之间推荐用实心墙或吊帘分隔。内镜操作室数量应与日常诊疗人数、内镜及主机数量相适应。每个操作室的面积原则上不小于20m²，放置相关设备后，检查床应可360°旋转，在操作过程中，内镜医师、护士和麻醉医师应能在患者周围快捷移动。每个内镜操作室进出口应足够宽，以便病床能顺利通过。内镜操作室内应设置存放各种诊疗附件的专用柜，以便内镜诊疗过程中及时取放。

内镜操作室应配置与诊疗操作相适应的内镜主机及若干条消化内镜，推荐采取集成吊塔或移动推车，其内集成内镜主机、显示器、信号线、高频电发生器、吸引装置、气体（空气、氧气、二氧化碳）管道。开展无痛内镜诊疗时，必须配备麻醉机等相关设备。内镜操作室应保证充分换气，必要时配备灭菌级空气消毒机。有条件的消化内镜中心可设置独立的负压操作室，为严重传染病患者进行内镜诊疗操作。

进行ERCP诊疗的操作室面积原则上不小于35m²，应配有相应的控制室以及配套设备辅助用房，且必须符合辐射安全要求。每个ERCP操作室应配备1台数字X线摄影系统（DR）以及相应内镜诊疗系统，必须配备符合要求并有足够数量的辐射防护用品，应设置电离辐射警示标志，有醒目的工作指示灯和相应X线防护的告示。

内镜诊疗区应配备与诊疗量相适应的监护仪、除颤仪及抢救车，保证相关设备组件运转正常，抢救药品储备充足并在有效期内。其室内装修应满足易清洁、耐腐蚀的要求；ERCP诊疗操作室的地面应防潮、绝缘。

4. 麻醉恢复区

恢复区规模应与内镜操作室的规模相适应，麻醉内镜操作室与恢复区床位的理想比例为1：2.5。恢复区应配置必要的监护设备、给氧系统、吸引系统、急救设备、急救呼叫系统及具备相应资质的医护人员，应保证每一例麻醉恢复患者均在监护状态。

5. 清洗消毒区

消化内镜中心的清洗消毒区必须独立设置，配备相应规模的清洗消毒设备，包括全自动和（或）人工内镜洗消设备、附件超声清洗机器、测漏装置、干燥装置等。如采用机械通风，宜采用"上送下排"方式，换气次数宜大于10次/h，最小新风量宜达到2次/h。配备洗手和洗眼设施。必须设置独立的污物间。内镜清洗消毒流程应严格按照《WS 507—2016 软式内镜清洗消毒技术规范》执行。应持续进行消毒/灭菌剂浓度监测并记录浓度监测结果，每季度进行内镜生物学培养，记录医务人员手消毒效果监测、内镜的使用情况，记录内镜的清洗消毒情况、内镜操作引起的感染并报至相关人员。内镜清洗消毒情况应可追溯。

6. 综合办公区

消化内镜中心可设置综合办公区，满足医护人员办公需求，有条件的单位可设置培训教室、档案室及网络控制室。

四、内镜及耗材的储存和转运

内镜数量应与诊疗量相适应，并保证清洗消毒达标，可参考如下方案：以操作量计算，推荐每 750～1000 例 / 年上（下）消化道诊疗配备 1 根胃（结肠）镜；推荐每 200 例 / 年 ERCP（EUS）操作配置 1 根十二指肠镜（超声内镜）；每个内镜操作室配置 1 台内镜主机。内镜储存区应保持恒定的湿度和温度，可单独设置储存间，也可分区设置储镜柜。内镜转运应采用相对密闭的内镜转运车或转运袋，避免转运过程中受到污染。

应当设置相对独立的医用耗材储存库房，配备相应的设备设施，制定相应管理制度，定期对库存医用耗材进行养护与质量检查，确保医用耗材安全有效储存。

五、人员配置

1. 消化内镜医师

（1）独立开展消化内镜诊疗技术的医师，应当具备以下条件。

① 执业范围为与开展消化内镜诊疗工作相适应的临床专业。

② 有 5 年以上临床工作经验，目前从事消化系统疾病诊疗工作，累计参与完成消化内镜诊疗病例不少于 200 例。

③ 经过消化内镜诊疗技术相关系统培训并考核合格，具有开展消化内镜诊疗技术的能力。

（2）拟独立开展按照四级手术管理的消化内镜诊疗技术的医师，在满足上述条件的基础上，还应满足以下条件。

① 开展消化内镜诊疗工作不少于 5 年，取得主治医师及以上专业技术职务任职资格。累计独立完成消化内镜诊疗操作不少于 3000 例，其中完成按照三级手术管理的消化内镜诊疗操作不少于 300 例。

② 经过符合要求的培训基地系统培训并考核合格，具有开展相关技术临床应用的能力。

2. 内镜护士

消化内镜诊疗中心应配备通过培训考核的专职内镜护士，护龄应在 3 年以上，并通过临床急救相关的技能培训，熟练掌握心肺复苏、心电监测等基本急救技能和操作技术。每个操作室应设置 1 名护士（按同一时间内开展的内镜操作计算），一些复杂的内镜诊疗操作可酌情增加护士。可参考以下设置建议。

（1）常规检查　除 1 名实施操作的医师外，需要 1 名护士，在操作中给予技术支持，如上消化道内镜 / 结肠镜检查（活检采样、息肉切除术、止血药、注射）。

（2）复杂操作　需要额外配置 1 名助手（执业护士、实习护士或辅助人员）协助完成操作。如 EUS、ERCP、EMR、ESD、经口内镜下肌切开术（POEM）、管腔内支架置入、经皮内镜下胃造口术（PEG）和气囊辅助小肠镜检查。

3. 镇静麻醉相关医护人员

开展镇静 / 麻醉消化内镜诊疗的医疗机构和体检中心须配备麻醉医师和护士，负责患者的镇静和（或）麻醉以及麻醉恢复。建议参照《中国消化内镜诊疗镇静 / 麻醉操作技术规范》开展相关工作。

4. 病理医师

消化内镜中心可视情况配备病理医师，开展快速现场评价。病理标本应妥善保管并及时外送本医疗机构病理科或相关合作单位进行病理诊断，并将病理诊断报告副本存档。

5. 清洗消毒人员

清洗消毒工作人员数量应与内镜中心的工作量相匹配，可由非医护人员担任，但必须接受内镜清洗消毒规范化培训并考核合格。

6. 其他辅助人员

有条件的内镜中心还可以配备技师和放射医生，辅助人员必须熟悉内镜操作的流程，具有一定内镜工作的背景。

六、教学及培训

应建立人员医学继续教育制度和记录，制定并落实工作人员培训计划，使工作人员具备与本职工作相关的专业知识和技能。

承担消化内镜规范化培训任务的内镜医师培训学院、基地应建立专用的培训教室，培训教室面积应与带教学员数量相适应，并具备电子化示教能力。承担四级内镜技术培训的消化内镜中心还应具备开展内镜动物实验的能力。

七、信息化建设

消化内镜中心应建立数字化信息系统，并与医院或健康管理中心影像归档和通信系统（PACS）互联互通。信息系统机房建设须符合相关规定，配备独立不间断电源、烟雾探测系统和消防系统。

消化内镜报告应客观、准确、完整，图文并茂，规范使用医学术语，表述准确，语句通顺，推荐采用 ICD10 以上编码的结构化图文报告系统。图文报告及内镜影像资料保存 10 年以上，可供快速调阅、浏览和诊断使用。按照卫生计生行政部门有关要求及时上传影像资料数据信息。

增强网络与数据安全意识，自觉遵守信息安全管理有关法律、法规，信息系统运行要设置防火墙，安装防病毒软件，抵御外来病毒的恶意攻击。信息系统设计与实施工程应满足国家对医学大数据的管理，包括上传、多向传输与存储要求，以便各类检查数据的开放。同时设定岗位人员不同的访问权限，保护受检者个人隐私，不得随意公布和拷贝与受检者有关的资料。

八、安全与感染防控

1. 医疗器械、器具

应当在医疗器械、器具临床使用过程中严格落实医院感染管理有关规定，严格执行消毒技术规范，并达到以下要求。

（1）进入患者组织、无菌器官的医疗器械、器具和物品必须达到灭菌水平。

（2）接触患者皮肤、黏膜的医疗器械、器具和物品必须达到消毒水平。

（3）各种用于注射、穿刺、造影等有创操作的医疗器具必须采用一次性耗材。

（4）一次性使用的医用耗材不得重复使用；重复使用的医用耗材，应当严格按照要求清洗、消毒或者灭菌，并进行效果监测。

2. 医疗人员

（1）医务人员的手卫生应当遵循《WS/T 313—2019 医务人员手卫生规范》。

（2）从事内镜诊疗医护及辅助人员个人防护规范及要求参照《WS 507—2016 软式内镜清洗消毒技术规范》。

（3）消化内镜中心应当具有应急处理能力，并定期进行应急处理能力培训和演练。严格掌握消化内镜诊疗的适应证和注意事项，熟悉各种设备及药物对受检者的风险。受检者在诊疗过程中，发生意外或病情突然加重，立即停止操作，现场按照应急预案紧急施救。必须制定危重病处理和不良反应抢救应急预案，熟悉危重病处理和不良反应处理流程和抢救预案的内容，掌握危重受检者的一般处理，熟悉不良反应的临床表现。

（4）大规模传染病暴发流行期间，内镜中心工作运行机制参照《WS/T 591—2018 医疗机构门急诊医院感染管理规范》和届时国家制定印发的相应规范指南。

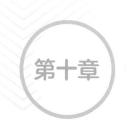

第十章 消化内镜中心质量与管理检查表

见表 10-1 至表 10-11。

表 10-1　消化内镜中心护士长质量与安全管理工作落实检查表

护理单元：　　　　　　　　　　检查日期：　　　　　　　　　　检查者：

检查内容	分值/分	评价			备注 若评价结果为"否"或 "不适用"，请备注说明
		是	否	不适用	
1.护士长日常督查工作（45分）					
（1）护士长每日督查（护士长不在时由当日负责护士督查），知晓当日督查的重点工作（提问护士长）	4				
（2）护士长督查有原始记录（护士长督查表/护士长督查本）	4				
（3）护士长实施中心现场督查护士工作（抽查4个时段中任一时段）： ① 07:45 督查人员到岗情况，仪器是否处于待机备用状态，检中用物是否准备齐全，洗消准备工作是否到位； ② 11:30 左右开始巡视各检查间预约工作量完成情况和检查间工作落实情况； ③ 14:30 督查人员到岗情况；仪器是否处于待机备用状态，检中用物是否准备齐全； ④ 17:00 巡视各检查间预约工作量完成情况和各个检查间及洗消间终末卫生处置工作落实情况	8				
（4）护士长掌握消化内镜室各项工作情况 ① 护士长知晓当日预约工作量	2				
② 护士长知晓每日的特殊治疗人数/高风险人数/特殊背景人数/纠纷隐患人数（提问护士长，每项1分）	4				

检查内容	分值／分	评价			备注 若评价结果为"否"或 "不适用"，请备注说明
		是	否	不适用	
③ 护士长与受检者沟通，了解受检者对本中心的满意度与建议（提问护士长）	4				
④ 护士长能根据上述检中情况对当班护士提出风险意识／检查护理配合流程／标识（模拟提问护士长：60% 以下 3 分，60%～80% 为 6 分，80%～90% 为 8 分，90% 以上为 12 分）	12				
（5）护士长关注科室潜在风险					
① 关注跌倒／坠床、投诉／纠纷高风险受检者，以降低相关不良事件发生率	3				
② 关注职工职业安全，降低职业风险	2				
③ 关注其他潜在风险，减少相关不良事件	2				
2.科室护理质控管理（40 分）					
（1）护理质量监测指标					
① 科室对护理部要求共性指标有监测，并有指标说明书	3				
② 科室监测≥1 项护理质量专科指标，并有指标说明书	3				
③ 科室有护理质量监测指标原始数据（如查检表）	4				
④ 科室按时分析护理质量指标监测结果（如满意度分析等 1 次／月）	3				
（2）科室护理工作月质量督查					
① 科室每月安排专人进行质量督查（提问护士）	3				
② 科室有每月质量督查结果分析报告，有纸质版	4				
③ 每月质量分析有病室质量管理数据，并提问护士长／质控护士／主管护师计算方法	3				

续表

检查内容	分值/分	评价			备注 若评价结果为"否"或"不适用",请备注说明
		是	否	不适用	
④ 每月质量分析体现上月护理部督查发现的本病室问题及改进效果(效果量化)	4				
⑤ 每月质量分析体现护理不良事件分析、整改及改进效果	4				
⑥ 每月质量督查有原始记录(如原始查检表等)	5				
⑦ 及时有效地处理《护理质量督查本》上各类质量问题:当月内完成分析与整改,次月内完成效果评价	4				
3.按时组织各种会议,记录科内大事件(15分)					
(1)及时传达护士长会、管理例会等会议内容,有记录(提问护士)	3				
(2)护理质量分析会1次/月,有记录(提问护士)	3				
(3)科室有护理小组会1次/月,有记录(提问护士):人员结构合理(老中青),科室重大事件(如工作流程完善、年度工作计划、不良事件等)应经过核心小组讨论	3				
(4)晨会1次/周,有记录(提问护士)	2				
(5)每月参加中心业务学习/每周参加特殊病例汇报/每周参加有效性讨论并记录	2				
(6)科内大事件记录1次/月(如大型检查;新业务、新技术;组织各种活动、会议;个人及集体获奖;重大突发事件及处理;重要设备的引进;人事变动等)	2				

注:1.护士长不在岗时有指定的人选代替护士长督查,并在排班表上体现,检查时直接提问该人员。

2.请检查的老师详细记录科室缺项内容与不足,并针对病区不足及时给予指导。

表10-2 消化内镜中心护理质量检查表

项目	标准要求		分值/分	评分方法	计分/分
护理管理质量(55分)	布局设施(15分)	1.根据医院临床专科的发展设立内镜中心或分设各专科内镜诊疗室,布局合理,符合功能流程,根据不同的专科及检查治疗目的合理分区,诊疗室、清洗消毒室、清洁区分区清楚,标识明显	2	查看现场,布局不符合要求扣1分,流程不合理扣1分	

项目		标准要求	分值／分	评分方法	计分／分
护理管理质量（55分）	布局设施（15分）	2. 内镜及附件数量与所开展检查治疗规模相适应。内镜置于专用清洁柜储存，软式内镜悬挂	3	查看现场，不符合要求扣0.5～1分	
		3. 候诊室（区）：环境宽敞明亮，设候诊椅。室内有宣传注意事项的图片或手册	2	查看现场，环境不清洁扣0.5～1分	
		4. 内镜检查（操作）室：设诊疗床、主机（含显示器）、吸引器、氧气、电源、空气消毒装置等基本设施，并备有抢救药品及基本抢救设备；内镜的图像处理中心与光源置于检查床的头侧，检查床侧有供抽吸通风系统；治疗（台）车分为多层结构，放置内镜附件和治疗器械，如弯盘、口含器及盛标本的容器等；备有内镜操作流程，洗手设备齐全	3	查看现场，设施不齐全扣0.5～1分	
		5. 清洗消毒室：应单设。根据内镜检查项目配置相应的清洗消毒设备，清洗消毒设施包括专用流动水清洗消毒槽（四槽或五槽）、超声清洗器、高压水枪、干燥设备、计时器、通风设施和清洗消毒剂（多酶洗液、适用内镜的消毒剂、75%乙醇）。有条件的医院可配备自动清洗消毒机	3	查看现场，设施不齐全缺一项扣0.5～1分	
		6. 根据实际情况设置观察（麻醉复苏）室、内镜储存室或镜库、办公室、示教室和会议室等。有条件者可设供教学和参观使用的手术录像转播系统	2	查看现场，一项不全扣0.5分	
	人员要求（10分）	1. 配备标准：按检查台与护士比1：（2～3）配备，知识、职称、年龄结构形成梯队，层次合理	2	查看资料，一项不符合要求扣0.5分	
		2. 5人以上内镜室配备专职护士长或组长1名，要求专科以上学历、主管护师或护师3年以上职称、经腔镜专科知识培训，考核合格	2	查看资料，一项不符合要求扣1分	
		3. 在内镜室工作的护士必须经过内镜清洗消毒、急救技能及医院感染管理相关知识培训，掌握内镜及各辅助设备的性能及使用方法，培训考核合格	3	查看资料，提问护士，1人不符合要求扣2分	

项目		标准要求	分值/分	评分方法	计分/分
护理管理质量（55分）	人员要求（10分）	4. 护士仪表、行为符合要求，服务态度好，上班做到"四轻、十不、十不交接"	3	查看现场，一项不符合要求扣1分	
	安全管理（15分）	1. 建立健全各项制度及岗位职责、各项操作规程及内镜、附件的使用与处理的相关规定；严格执行查对制度、医院感染护理控制制度、操作技术规范、设备保养及维修制度等	3	查看资料，缺一项制度扣0.5分，抽查1～2名护士对制度职责的知晓情况，考核不合格扣1分	
		2. 有停水、停电、坠床、麻醉意外等突发意外事件应急预案及应急措施；水、电、气设施完好	3	查看现场和记录，无应急预案处理措施扣1分，其余不符合要求扣0.5分	
		3. 移动式的检查台应检查其性能是否完好，行麻醉内镜检查的患者注意安全防护，防止坠床	3	查看现场，一项不符合要求扣1分	
		4. 抢救车、急救仪器、设备、药品按要求配置，定点存放，用后及时补充，处于备用状态	3	查看现场，不符合要求一项扣0.5分。未处于备用状态扣0.5分	
		5. 各类导管、附件、器材有专人管理，专柜放置。有简明操作流程和使用说明，检查前应检查仪器设备运行状态是否符合要求，发现异常及时维修。内镜每日检查测漏一次，疑内镜有漏水时随时检查	3	查看现场和资料，不符合要求一项扣0.5分	
	护士长工作（5分）	1. 有年计划、月安排、周重点、年终总结。有护士培训计划、进修计划	2	查看护士长管理手册和记录本，缺一项扣0.5分	
		2. 每日检查护理工作有记录；每月开护士会、业务学习各一次，每月有护理缺陷登记、有质量安全分析、质量讲评及全院质量分析会议记录	3	查看护士长管理手册和记录本，缺一项扣0.5分，无整改措施扣0.5分	
护理工作质量（15分）		1. 根据检查目的合理安排内镜检查时间，不同部位内镜的诊疗工作应当分室进行；上下消化道检查应当分室进行或分时间段进行	3	查看现场，一项不符合要求扣1分	

项目	标准要求	分值／分	评分方法	计分／分
护理工作质量（15分）	2. 遵守操作规范，根据检查治疗要求，摆放体位正确。术前准备充分，术中严密观察患者反应，及时发现并处理病情变化，记录正确、客观、真实	3	查看现场，一项不符合要求扣1分	
	3. 物品分类清楚，定位放置，标识明显	3	查看现场，一项不符合要求扣0.5～1分	
	4. 妥善收集患者标本，及时送检，有记录可查	3	查看现场，一项不符合要求扣1分	
	5. 做好术前、术后相关知识宣教，进行必要的心理护理	3	查看现场，一项不符合要求扣1分	
医院感染控制（35分）	1. 设立科室院感控制小组和兼职控制员，负责院感管理及目标监测，发现问题及时报告、及时整改，记录规范	3	查看资料，无控制小组及兼职控制员扣0.5分，为履行职责扣0.5分	
	2. 严格执行内镜室医院感染护理控制制度，按WS 507—2016《软式内镜清洗消毒技术规范》清洗消毒内镜及附件，有内镜清洗消毒登记	6	查看资料与记录，无记录全扣，记录不全酌情扣1～2分；现场查看，流程不规范扣0.5～1分	
	3. 内镜及附件在使用前保证能达到相应的消毒、灭菌合格的要求，每日诊疗工作开始前，必须对当日拟使用的内镜进行再次消毒、冲洗、干燥后方可使用	3	查看现场，一项不符合要求扣0.5分	
	4. 一次性使用无菌医疗用品严格按《医疗器械监督管理条例》的管理规定执行，不得重复使用，灭菌后的附件应当按无菌物品储存要求进行储存	4	查看现场，一项不符合要求扣1分	
	5. 环境、物品、台面清洁、整齐，无尘、无杂物、无污迹。诊疗室每日检查前、后用消毒液湿抹平面一次，室内通风良好。储柜内表面或者镜房墙壁内表面每周清洁消毒一次	4	查看现场，一项不符合要求扣0.5～1分	
	6. 按要求定期进行空气、工作人员手、物体表面、消毒液、无菌物品取样做细菌培养，结果符合要求	3	查看院感反馈资料，无监测资料扣1分，不达标的监测结果无整改措施一处扣1分	

续表

项目	标准要求	分值/分	评分方法	计分/分
医院感染控制（35分）	7. 消毒液配制符合要求，每日监测消毒液浓度并登记；每日诊疗工作结束后，对内镜清洗槽进行清洗消毒	4	查看现场和记录，一项不符合要求扣1分	
	8. 严格执行手卫生规范，内镜检查治疗过程中每检查一个患者即应洗手及更换手套，洗手方法、洗手设施符合要求	2	查看现场，操作前后一人未洗手扣0.5分	
	9. 防护用品（工作帽、口罩、工作服、乳胶手套、防水围裙、护目镜或面罩）配备齐全	3	查看现场，防护设备不齐、使用不当扣1分	
	10. 医疗废物分类处置，符合规范要求	3	查看现场，一项不符合要求扣1分	

表10-3　消化内镜中心医院感染控制质量检查表

项目	标准要求	分值/分	评价方法	计分/分
管理制度（10分）	1. 有科室医院感染管理小组（由科主任、护士长、兼职感控员、相关质控组员组成）	2	1. 现场查看相关制度、职责、记录；查看科室是否按规范履行医院感染防控职责，不符合要求扣除相应分值 2. 访谈1名护士，1人不符扣0.5分	
	2. 有符合专科特色的预防医院感染的相关制度，并组织实施	2		
	3. 有兼职感控员职责	2		
	4. 记录			
	（1）有院感检测结果及超标原因分析、整改措施、效果记录	1		
	（2）有科室感控操作及监测执行记录	1		
	5. 培训：至少每半年有一次医院感染控制相关知识培训	2		
建筑布局（10分）	1. 符合建设部建筑规范要求	2	1. 现场查看布局、各区域功能与实际工作内容，不一致则扣除相应分值 2. 访谈1名护士，1人不符合扣0.5分	
	2. 布局分区明确，标识清楚，符合功能流程	2		
	3. 各功能区室内布局合理	2		
	4. 各区域功能与实际工作内容一致	2		
	5. 工作人员知晓各个工作区域功能流程并执行	2		

项目	标准要求	分值/分	评价方法	计分/分
无菌物品（20分）	1. 储存环境符合要求：清洁、干燥，洁净区温度低于24℃，相对湿度低于70%，换气次数为4～10次/h	3	现场核查，不符合要求扣除相应分值	
	2. 无菌物品放置规范：无菌物品放置距地面≥20cm，距离墙≥5cm，距天花板≥50cm	3		
	3. 无菌物品储存有效期			
	（1）无菌物品存放区环境的温度、湿度达到WS 310.1—2016的规定时，使用普通棉布材料包装的无菌物品有效期为14天	2		
	（2）使用医用一次性纸塑袋包装的无菌物品，有效期为180天	2		
	（3）厂家已灭菌包装的一次性无菌物品、无菌液体按照包装使用说明	2	现场核查，不符合要求扣除相应分值	
	4. 开启使用的无菌物品有效期			
	（1）开启取用部分无菌物品并及时包好后的无菌物品，有效期为24h	2		
	（2）棉签开启使用有效期为24h	2		
	（3）注射药液现配现用，一用一丢弃，不共用	2		
	（4）开启使用的生理盐水冲洗液，使用时间不超过24h	2		
无菌技术（10分）	1. 着装规范：工作服、帽子、口罩，穿戴规范	1	现场核查，不符合要求扣除相应分值	
	2. 无菌技术操作：配药、各种有创操作符合操作流程和要求	2		
	3. 治疗车灭菌袋、治疗巾、注射器及注射药物要求一人一用一换	2		
	4. 无菌物品必须一人一用一灭菌，无过期	2		
	5. 开启使用的皮肤消毒剂有效期为7天	1		
	6. 治疗车物品摆放规范有序	1		
	7. 检查间配有：速干手消毒剂、锐器盒、带盖生活垃圾桶和医疗垃圾桶	1		

项目	标准要求	分值/分	评价方法	计分/分
手卫生规范（10分）	1. 正确配置有效、便捷的手卫生设备和设施		1. 现场查看手卫生宣教图示、设施、设备及用品的配置情况，符合有效、安全、使用便捷与预防医院内感染的要求，不符合要求扣除相应分值 2. 随机询问1名护士接受手卫生培训情况，观察洗手的程序、时间是否符合规范，不符合要求扣除相应分值	
	（1）手卫生宣教图示	1		
	（2）流动水洗手设施，重点部门应配非手触式水龙头	1		
	（3）配备符合要求的皮肤清洁剂	1		
	（4）配备干手物品或设施	1		
	（5）配备合格的速干手消毒剂	1		
	（6）手卫生设施方便使用	1		
	2. 手卫生依从性：在进行治疗和检查过程中应按照手卫生规范的要求进行洗手和手卫生消毒（5个关键点）	1		
	3. 手卫生正确性：按照规范的七步洗手法执行，时间符合规范	2		
	4. 科室有手卫生培训与考核记录	1		
消毒剂规范（10分）	1. 消毒剂储存：应放置于阴凉、干燥处，避光、密闭，有效期内使用；易燃消毒剂应远离火源、热源、氧化剂	1	现场核查，不符合要求扣除相应分值	
	2. 开启后的有效期：易挥发性的醇类手消毒剂开瓶后使用期不超过30天	1		
	3. 使用中的浸泡消毒剂应按照产品使用说明进行配制、消毒、监测、记录	2		
	4. 配制消毒液应使用量杯定量配制，配制容器应有明确标识，不得随意配制	2		
	5. 内镜清洗消毒灭菌消毒液应集中单独回收，有记录可查	2		
	6. 配制好的床旁预处理酶液使用有效期为4h	2		

项目	标准要求	分值 / 分	评价方法	计分 / 分
清洗消毒（20分）	1. 内镜清洗消毒室应独立设置，保持通风良好，室内张贴清洗消毒操作规程	2	现场核查，不符合要求扣除相应分值	
	2. 内镜从患者体内取出后，应在床旁及时进行预处理，抽吸清洗液直至流出吸引管	2		
	3. 初洗槽内酶液按要求比例配制	2		
	4. 内镜、按钮和阀门完全浸没于清洗消毒液中	2		
	5. 每清洗一条内镜后，清洗液、漂洗液应更换	2		
	6. 清洗刷及全管道灌流管应连同内镜全过程初洗—漂洗—消毒—终末漂洗—干燥	2		
	7. 每天定时监测消毒液浓度，及时记录，及时更换	2		
	8. 干燥台无菌巾应每4h更换1次	2		
	9. 内镜使用后宜每次清洗前测漏。条件不允许时，应至少每天测漏一次	2		
	10. 工作人员应遵循标准预防原则和WS/T 311—2009的要求做好个人防护，穿戴必要的防护用品	2		
医疗废物（10分）	1. 分类：按感染性、病理性、损伤性、药物性、化学性分类	4	1. 查看医疗废物管理制度和岗位职责，监督检查记录。不符合要求扣除相应分值 2. 查看医疗废物分类、周转及暂时存放点情况，核查医疗废物处理处置流程及记录，不符合要求扣除相应分值	
	2. 回收			
	（1）使用规范的回收容器：按要求配置废物桶、锐器盒	1		
	（2）黄色塑料袋回收感染性与病理性医疗废物，锐器盒回收损伤性医疗废物，药物性与化学性废物符合GB 15603—1995	1		
	（3）盛装的医疗废物达到包装物或容器的3/4时，应使用有效的封口方式紧实、严密封口，称重量，标识与规范记录相关信息，分别放置3个桶内暂存	1		

续表

项目	标准要求	分值/分	评价方法	计分/分
医疗废物（10分）	3.暂存		1. 查看医疗废物管理制度和岗位职责，监督检查记录。不符合要求扣除相应分值 2. 查看医疗废物分类、周转及暂时存放点情况，核查医疗废物处理处置流程及记录，不符合要求扣除相应分值	
	（1）按照医院要求配置3个桶（感染性废物、玻璃类废物、塑料类废物）暂时存放	1		
	（2）3个桶保持清洁与消毒，按照规定位置放置	1		
	（3）规范记录产生的医疗废物的重量	1		

表 10-4　消化内镜中心抢救车管理质量检查表

护理单元：　　　　　　　　检查日期：　　　　　　　　检查者：

检查内容	分值/分	评价			备注 若评价结果为"否"或"不适用"，请备注说明
		是	否	不适用	
1. 有抢救车管理制度、抢救车记录本及平面图	5				
2. 车内物品、药品需按平面示意图摆放，做到五定二及时	5				
3. 专人负责抢救车管理，定期检查、维护抢救车并规范记录，包括药品及物品的种类、基数及质量、性能、有效期（＞30天）	—	—	—	—	
（1）有抢救车内物品及药品目录及基数清单	10				
（2）抢救车物品完好备用：随机从每一层抽取抢救车内某一件物品查看是否完好	5				
（3）抢救车内物品及药品数量与基数相符：随机抽取抢救车内某两件物品和药品查看其总数与基数是否相符	5				
（4）抢救车内物品及药品在有效期内：随机从每1层抽取抢救车内某一物品和药品查看是否在有效期内	10				
（5）抢救车内药品按批号顺序放置：随机抽取抢救车内某一药品查看是否按照批号顺序放置	5				
（6）抢救车内血压计有计量局检测合格标志，且在有效期内	5				
（7）抢救车内物品定期检查维护并记录：查看抢救车内物品检查清点记录本：护士和护士长记录	10				

检查内容	分值/分	评价			备注 若评价结果为"否"或 "不适用",请备注说明
		是	否	不适用	
4. 每天检查一次性锁的完好性及锁号,在抢救车专用登记本上记录	5				
5. 护士长每月检查抢救车管理规定落实情况并记录	5				
6. 各值班人员必须熟悉抢救车内各药品、物品情况并熟练使用	—	—	—	—	
(1)随机抽取当日值班护士1名,能说出某一指定抢救药品80%以上的药理作用以及临床应用	10				
(2)随机抽取当日值班护士1名,能准确熟练使用呼吸气囊(EC手法、通气频率、节律、潮气量等)	10				
7. 高警示药品要有醒目标识	5				
8. 抢救结束后,及时做好清理、消毒及补充工作。双人核对,无误上锁,抢救车随时保持备用状态	5				
9. 抢救车内无过期药品及无菌物品。该条款为1票否决项					

表 10-5 消化内镜中心工作满意度调查表

尊敬的先生/女士:

您好!

为了您在消化内镜中心检查期间得到更优质的服务,不断改进和提高消化内镜室工作质量,我们特设计了此表,以了解您对消化内镜室工作人员的满意度。此调查表分数越高,满意度越高(1分为不满意,10分为很满意),请您在相应的分数上划"√"。您填写的资料是不记名的,不会给您带来任何不便与麻烦,谢谢您的合作,祝您早日康复!

1. 填表人:□本人 □家属 □朋友
2. 性别:□男 □女
3. 年龄:□<18岁 □18~25岁 □26~35岁 □36~50岁 □51~60岁 □≥61岁
4. 就诊诊室_____

内容	评价
1. 您对消化内镜就诊环境指引(标识)、候诊环境(座椅、饮用水等)是否满意?	1, 2, 3, 4, 5, 6, 7, 8, 9, 10
2. 您对消化内镜室检查相关知识宣教是否满意?	1, 2, 3, 4, 5, 6, 7, 8, 9, 10
3. 您对消化内镜室工作人员服务态度满意度?	1, 2, 3, 4, 5, 6, 7, 8, 9, 10
4. 您对消化内镜室预约、就诊等候时长的满意度?	1, 2, 3, 4, 5, 6, 7, 8, 9, 10

续表

内容	评价
5. 您对消化内镜室就诊秩序的满意度？	1, 2, 3, 4, 5, 6, 7, 8, 9, 10
6. 检查开始前，工作人员是否详细交代检查配合注意事项？	1, 2, 3, 4, 5, 6, 7, 8, 9, 10
7. 检查过程中，工作人员是否注意保护您的隐私？	1, 2, 3, 4, 5, 6, 7, 8, 9, 10
8. 检查结束后，工作人员是否详细交代检查后注意事项？	1, 2, 3, 4, 5, 6, 7, 8, 9, 10
9. 当您遇到问题或困难时，工作人员是否能及时给您提供帮助？	1, 2, 3, 4, 5, 6, 7, 8, 9, 10
10. 在就诊过程中，您对消化内镜室工作的整体满意度？	1, 2, 3, 4, 5, 6, 7, 8, 9, 10

11. 您最满意的就诊环节和护士：

12. 您对科室护理工作的建议：

填表日期： 年 月 日

表10-6 消化内镜中心患者隐私保护检查表

护理单元： 检查日期： 检查者：

检查内容	分值／分	评价			备注 若评价结果为"否"或 "不适用"，请备注说明
		是	否	不适用	
1. 注意保护患者隐私，检查间一次只准许进一位患者	10				
2. 患者进入检查室后立即关门，检查过程中不允许开门	10				
3. 肠镜检查时，用一次性无菌巾为患者遮盖隐私部位	10				
4. 对患者进行肠镜检查时，操作前请无关人员离开检查间	10				
5. 对患者进行肠镜检查时及肠镜检查结束后，暴露部位完全整理好后开始下一个检查	10				
6. 对肝炎、艾滋病等传染性疾病患者进行检查时，不谈论患者病情	10				
7. 不向患者未授权的亲属及其他探访人员透露患者疾病隐私	10				

续表

检查内容	分值 / 分	评价			备注 若评价结果为"否"或 "不适用",请备注说明
		是	否	不适用	
8. 不在检查间等公众场所讨论患者疾病隐私	10				
9. 护士在科室接受过保护患者隐私的相关培训,并知晓上述标准:随机询问 2 名护士,1 名不知晓即为否	10				
10 进修人员在科室接受过保护患者隐私的相关培训,并基本知晓上述标准中的 3、4、7、8 条款:随机询问 1 名进修人员,不知晓即为否	10				

表 10-7　消化内镜中心环境管理检查表

督查日期:　　　　　　　　督查者:　　　　　　　　得分:

评价内容	评价		备注 若评价结果有扣分,则在相应内容 下划线,或在此说明
	分值 / 分	得分 / 分	
一、整体环境(整洁、安静、舒适、安全、有序)　10 分			
1. 地面防滑、平坦、无障碍物(1 分);走道无水渍、无杂物(1 分),洗手池清洁,洗手标识清楚,用物齐全,镜面无污迹(1 分)	3		
2. 工作人员做到"四轻"(1 分),各检查间门处于关闭状态(1 分)	2		
3. "消防紧急疏散示意图"张贴在固定区域,人人知晓(1 分);消防设施无遮盖、阻挡,消防通道保持畅通(1 分)	2		
4. 各通道保持通畅,便于转运手术患者及其他物品(3 分)	3		
二、预约窗口、候诊区　20 分			
1. 配备必要的办公设施和诊疗辅助用具且性能完好(2 分);整洁有序,无私人用物(2 分);无广告商业痕迹用物(1 分)	5		
2. 室内及柜/抽屉内物品分类放置,摆放有序(3分);标识清晰,便于取用(2 分)	5		

续表

评价内容	评价		备注 若评价结果有扣分，则在相应内容 下划线，或在此说明
	分值/分	得分/分	
3. 分区明确（1分）；环境清洁干燥（1分）；候诊椅摆放符合要求（1分）；患者平车、轮椅摆放整齐（1分）	4		
4. 室内及柜内物品分类放置（2分），摆放有序（2分），标识清晰（1分），便于取用（1分）	6		
三、诊疗室　20分			
1. 各诊疗室标识清楚（1分），环境清洁干燥（1分），医疗废物分类处置符合要求（2分）	4		
2. 平面无灰尘、无污迹（1分）；物品摆放整齐、有序（1分），标识清楚（1分），无私人物品（1分）	4		
3. 布局合理，无菌物品与非无菌物品分类放置（2分）；清洁干燥，墙壁清洁，无卫生死角（2分）；空气温湿度适宜（2分）	6		
4. 诊疗床及诊疗仪器等位置摆放合理（2分）；床单位清洁，一次性使用垫巾一人一用一更换（2分）；诊疗室门处于常闭状态，注意保护患者隐私（2分）	6		
5. 地面无水渍、无杂物（1分），工作人员做到"四轻"（1分），各类车滑轮灵活、无响声（1分）	3		
四、洗消间　15分			
1. 地面清洁干燥、分区明确（1分）；医疗废物分类处置符合要求（1分）	2		
2. 设备物品分类放置、摆放有序（1分），标识清晰（1分）	2		
3. 干燥台及清洗池干净（2分），物品摆放整齐有序（2分）；器械转运车干净，一次性使用车罩及时更换（2分）	6		
4. 储镜柜干净整齐（2分），窗户、天花板、墙面定期卫生处置（3分）	5		

评价内容	评价		备注 若评价结果有扣分，则在相应内容 下划线，或在此说明
	分值／分	得分／分	
五、库房　15分			
1. 布局合理，无菌物品与非无菌物品分类放置(1分)；清洁干燥、墙壁清洁，无卫生死角(1分)；空气温度适宜(1分)	3		
2. 无菌物品距地面20～25cm，距天花板50cm，距墙5cm(1分)；柜内清洁干燥、物品摆放整齐(1分)，标识清楚、便于取用(1分)	3		
3. 药品柜药品摆放整齐、分类放置(1分)，标识清楚(1分)	2		
4. 抢救车：抢救药品、物品做到"四定"（定品种数量、定位放置、定人管理、定期维护）"三及时"（及时检查、及时消毒、及时补充）(3分)，各物品完好率100%（3分）。抢救车表面干燥、无积灰(1分)	7		
六、其他办公室及会议室　20分			
1. 地面清洁干净(2分)，平面无灰尘、无污迹(2分)	4		
2. 桌椅摆放整齐(2分)，无广告商业痕迹用物(2分)	4		
3. 各类资料分类放置(2分)，室内及柜内各类物品分类放置，标识清晰(2分)	4		
4. 配备必要的办公设备并保持性能完好(2分)；整洁有序，私人用物入柜(2分)	4		
5. 水杯入柜、摆放整齐(2分)，定期清洁(2分)	4		

表 10-8　消化内镜中心日常护理质量检查表

护理单元：　　　　　　　　检查日期：　　　　　　　　检查者：

检查内容	分值/分	评价			备注 若评价结果为"否"或 "不适用"，请备注说明
		是	否	不适用	
1. 遵守岗位职责，不擅自离岗，上班时间不玩手机、不聊天、不嬉闹，不做与工作无关的事情	5				
2. 着装整洁，戴帽子和口罩	5				
3. 执行首问负责制，使用文明用语，热情、耐心接待患者	5				
4. 认真履行患者身份识别工作，核对患者姓名、年龄及检查、手术项目	10				
5. 认真审核患者检查申请单，询问既往检查史，查看既往报告单及检查相关资料，告知患者检查目的、准备工作及注意事项	10				
6. 协助患者摆好检查体位，注意保护患者隐私，避免不必要的身体暴露；检查室门处于常闭状态，重视患者感受，注重人文关怀	5				
7. 严格执行无菌操作技术，密切观察患者反应及生命体征变化，注重跌倒及坠床的防范，熟练掌握各项应急预案，对各类突发事件予以有效处理并及时上报	10				
8. 正确发放检查报告及检验标本	10				
9. 一次性物品管理规范，无菌物品标识规范，无过期	10				
10. 抢救物品（各种仪器）做到"五定"即定物、定量、定位、定专人保管、定时检查，完好率达100%	10				
11. 医疗废物分类收集方法正确，处置符合要求；认真执行手卫生规范，掌握手卫生指征和洗手方法；洗手设备、洗手图完好，备有擦手纸、洗手液和手消	10				
12. 参加科室护理不良事件分析，提出防范措施	5				
13. 积极参加业务学习、技术培训和专题讨论，不断提高专业技术水平	5				

表 10-9 消化内镜中心护士长每周督查记录表

星期一		星期二		星期三		星期四		星期五	
人员按时到岗		人员按时到岗		人员按时到岗		人员按时到岗		人员按时到岗	
着装规范		着装规范		着装规范		着装规范		着装规范	
抢救车管理		诊室环境卫生		每周大卫生处置		合理收费		无菌物品管理	
消毒剂浓度监测		无痛患者约束带使用率		科室全体护士会议		检查后宣教落实		更衣室、主控室卫生	
医疗垃圾称重与交接		手卫生执行率		科室培训落实		标本正确发放		进修护士学习情况摸底	
消毒液及时更换		垃圾分类正确率		储镜柜每周消毒		垃圾分类正确率		患者满意度	
洗消间侧漏执行情况		工作人员服务态度		工作人员服务态度		工作人员服务态度		一次性用品、物品备货	
当日工作量总结		当日工作量总结		当日工作量总结		当日工作量总结		当日工作量总结	
第二天上午工作量汇总		第二天上午工作量汇总		第二天上午工作量汇总		第二天上午工作量汇总		第二天上午工作量汇总	
存在的问题									

表 10-10 人力消防安全及危化品管理检查表

护理单元：　　　　　　　　检查日期：　　　　　　　　检查者：

检查内容	备注
1. 护理人力	
节日期间每班不同层级护士搭配，排班表上有护士层级体现	
节日期间，每天都有护士长或 1 名高年资护士值班（值班长），负责当日护理安全与质量督查工作，排班表有体现：查看排班表，并询问护士	
节日期间弹性排班及咨询班落实到人，排班表有体现且本人知晓：查看排班表，并询问护士，打电话给节日期间的咨询班或弹性班护士，护士知晓	
无执照护士不能单独值班：查看排班表 + 现场查看	
2. 科室消防安全	
消防设施　消防通道畅通，无杂物堆放	
消防设施完好、无遮盖、阻挡：随机查看 2 处消防设施	
火灾隐患　库房：各类物品分类放置，无火灾隐患，无电热器具	
微波炉处均张贴应用注意事项（重点查"金属餐具等不能入微波炉"的告知），现场询问 2 名患者及家属是否知晓	
病房内无热得快、电炉、电饭煲、电烤火器等电热器具，工作场所严禁生活用火或将制热电器用作生活用途。确因工作需要的，必须经过设备或后勤部门批准，并报保卫部门备案，方可使用（重点关注库房和卫生间）	
病区内无烟蒂	
护士熟悉一键报警的呼叫方法（Ctrl+F9 纠纷，Ctrl+F10 火警，院内报警电话 2110）。护士知晓本病区电闸、氧气闸总开关的位置并知晓如何开关	
危化品及易燃易爆物品管理　压力容器[罐装氧气筒、液氮、氢气（IABP 机器使用）等]存储符合规范，定位放置，不易倾倒，有"空/满"标识和质检合格标识，氧气筒有"四防"标识，随机提问 1 名护士知晓存放位置及要求	
中心供氧有防尘盖，有"四防"标识。有检修记录	
危险化学品使用有台账，专柜专锁存储并由专人管理，随机提问 1 名护士知晓本病区的危化品种类及取用的流程（如化学制剂、84 液、过氧化氢、95% 酒精、次氯酸钠、环氧乙烷等）	
检查者登记压力容器的名称和数量	

表 10-11 健康教育核查表（消化内镜中心）

检查时间：　　　　　　　检查科室：　　　　　　　被检查者：
检查者：　　　　　　　得分：

项目	评价内容	分值/分	护士告知		患者知晓		备注
			是	否	是	否	
检查前	1.检查前宣教						
	（1）告知患者检查名称、检查方式（普通、无痛），60岁及以上患者需携带心电图检查结果预约	2					
	（2）根据患者预约的检查项目发放检查须知，发放泻药服用方法宣教单（肠镜）	2					
	（3）告知肠镜检查服用泻药过程中或服药后可能会出现腹胀、腹痛、恶心、呕吐等不良反应，一般可耐受。如出现严重腹胀、肛门无排气排便者，应立即停药，及时就医	6					
	（4）告知检查当天流程：自助机扫码，打印检查间与检查号—预约窗口领取达克罗宁胶浆（胃镜）—具体检查间候诊	4					
	（5）告知消化内镜检查前一天进食易消化食物，如稀饭、面条等	2					
	（6）告知胃镜检查前8h禁食、4h禁水	2					
	（7）告知检查当天糖尿病患者及既往有低血糖发作史患者随身携带水果糖或含糖饮料，高血压患者可遵医嘱服用抗高血压药（用少量水送服）	4					
	（8）告知检查当天需提前15～30min候诊	2					
	（9）告知无痛检查患者检查当天需有一位成人陪同	2					
	（10）告知女性患者肠镜检查应避开生理期和孕期	2					
	（11）告知检查当天穿宽松衣裤，肠镜检查患者可在家更换肠镜检查专用裤（自愿购买）	2					
	（12）检查当天60岁及以上患者携带心电图报告单（近1个月内可用），有一位成人陪同；既往有消化内镜检查史的携带报告单和病理检查单，40岁及以上患者检查当天测量血压（血压正常方可做检查）	8					
	（13）检查当天再次告知检查间，告知达克罗宁胶浆服用时间（胃镜）	2					

项目	评价内容	分值／分	护士告知		患者知晓		备注
			是	否	是	否	
检查中	2.检查中宣教						
	（1）告知胃镜检查患者解开衣领、领带或腰带，取下活动性义齿，摘掉眼镜及首饰，贵重物品自行保管	4					
	（2）告知胃镜检查患者不要脱鞋，调整好心态，做好检查前准备工作	2					
	（3）告知胃镜检查患者左侧卧位，双腿自然屈曲，背靠枕头或者床挡板，双手环抱或自然放于胸前	4					
	（4）告知胃镜检查患者尽可能放松，咬紧口垫，在医生操作过程中不要过多地做吞咽动作，防止唾液吸入气管及引起咽喉疼痛	4					
	（5）告知胃镜检查患者检查过程中用鼻吸气、嘴呼气，尽量憋住不打嗝	2					
	（6）告知肠镜检查患者放松心态，过度紧张常常会不由自主地用劲与医生的操作对抗，会增加操作难度。取掉活动性义齿，摘掉眼镜及首饰，贵重物品自行保管，脱鞋	4					
	（7）告知肠镜检查患者左侧卧位，双腿自然屈曲，背靠枕头或者床挡板，双手环抱或自然放于胸前	2					
	（8）告知肠镜检查患者将裤子褪至大腿中段，双膝尽可能靠近腹部，充分暴露肛门	2					
	（9）告知肠镜检查患者检查中会根据检查需求变换体位（平卧位或右侧卧位）	2					
	（10）告知肠镜检查患者尽量放松，平静呼吸，检查过程中需根据情况按压腹部协助完成检查；检查过程中会向肠腔内注入少量气体，有腹胀、牵拉感或者排便感是正常现象，可自行排气，无需强忍；如果有剧烈的疼痛不能忍受，及时告知医生和护士	4					

续表

项目	评价内容	分值/分	护士告知		患者知晓		备注
			是	否	是	否	
	3.检查后宣教						
	（1）告知患者检查后30min内在检查间门口等候报告单	2					
	（2）在检查过程中，如留取活检标本，告知病理科具体位置	2					
	（3）告知患者胃镜检查后咽喉部可能会有轻微不适，应避免剧烈咳嗽；如有腹胀感，嗳气较多，一般可自行缓解；如有出血、剧烈疼痛、呛咳难忍或其他不适，及时报告工作人员，以便及时处理	4					
	（4）告知患者普通胃镜检查后如无不适，30min左右可先喝一小口水，如无呛咳，则可进食软食；无痛胃镜检查后如无不适，1h左右可先喝一小口水，如无呛咳，则可进食软食；如检查中行活检，检查后1h先饮冷开水，2h后可进食冷流汁饮食，24h内忌食滚烫、刺激性、干硬食物，24h内避免剧烈运动	4					
检查后	（5）告知无痛胃镜检查患者需在家属陪同下在检查间外休息30min及以上，至完全清醒后方能离开	2					
	（6）告知肠镜检查患者检查完毕后如无明显腹痛、腹胀，可进食少许流质饮食，无恶心、呕吐、腹痛等不适即可进食一般饮食；无痛肠镜检查后1h可先喝一小口水，如无呛咳，则可进食软食	4					
	（7）告知肠镜检查患者若进行了活检，48h内避免剧烈活动或进食刺激性食物，如出现少量便血，一般可自行停止，如出血较多请及时到急诊科就诊	4					
	（8）告知肠镜检查患者检查后腹胀感一般会在肛门排气后缓解，可通过按摩腹部或如厕排便的方式促进排气，及时缓解腹胀腹痛。如腹痛感持续加重，及时告知工作人员或到门急诊就诊	4					
	（9）告知有痔疮或肛裂的患者肠镜检查后可能会有肛门疼痛，可以用乳膏局部涂擦或者痔疮宁栓塞肛门	2					
	（10）告知无痛检查患者当天不能饮酒、开车及做机械性操作，不能参与重大事件的决策	2					

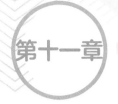

第十一章 >> 消化内镜专科护理考核题库

一、单选题

1. 消毒清洁岗位（C）监测一次紫外线强度并做好登记。

A. 每天

B. 每个月

C. 每季度

D. 每年

2. 每日工作结束后用（A）的含氯消毒液浸泡擦拭消毒槽，用消毒纸巾擦拭内镜洗消机槽，并做好登记。

A. 500mg/L

B. 1000mg/L

C. 1500mg/L

D. 2000mg/L

3. 消毒结束后负责将内镜吹干并送至内镜库，内镜库每日通风（　　　　），每周清洁和紫外线消毒（　　　　）次。（B）

A. 30min、一

B. 40min、一

C. 40min、两

D. 30min、两

4. 消毒清洁岗位，应配合医院感染管理部门做（A）和软式内镜生物学监测、登记工作。

A. 环境卫生学监测

B. 空气卫生学监测

C. 手卫生监测

D. 医务人员职业暴露监测

5. 胃镜检查一般采用(　　　)卧位，两腿自然(　　　)。(A)

A. 左侧、弯曲

B. 右侧、弯曲

C. 左侧、伸直

D. 右侧、伸直

6. 内镜消毒时宜选择的消毒剂是(B)。

A. 过氧乙酸

B. 戊二醛

C. 环氧乙烷

D. 乙醇

7. 某护士在协助做肠镜检查过程中发现手套破损，她应该(D)。

A. 加戴一副手套

B. 用胶布粘贴破损处

C. 用无菌纱布覆盖破损处

D. 立刻更换手套

8. 清洗内镜的多酶清洗液应(C)更换。

A. 2h

B. 1h

C. 每清洗 1 条内镜后

D. 1 周

9. 灭菌后内镜合格标准为(D)。

A. 细菌总数＜ 20cfu/ 件

B. 细菌总数＜ 10cfu/ 件

C. 细菌总数＜ 100cfu/ 件

D. 无菌检测合格

10. 消毒后内镜合格标准为(A)。

A. 细菌总数＜ 20cfu/ 件

B. 细菌总数＜ 10cfu/ 件

C. 细菌总数＜ 100cfu/ 件

D. 细菌总数＜ 30cfu/ 件

11. 内镜的每个诊疗单位的净使用面积不得少于(C)。

A. 10m^2

B. 30m^2

C. 20m^2

D. 15m^2

12.内镜检查中需达高水平消毒的有（ B ）。

A.宫腔镜、腹腔镜、关节镜

B.胃镜、肠镜、十二指肠镜、喉镜

C.脑室镜、膀胱镜、胸腔镜

D.以上均是

13.内镜检查中需达到灭菌要求的内镜附件有（ B ）。

A.清洗刷、口圈、注水瓶

B.活检钳、细胞刷、异物钳

C.导丝、钳道帽、注水管

D.以上均是

14.工作人员清洗消毒内镜时，应穿戴那些必要的防护用品（ D ）。

A.工作服、防渗透围裙

B.口罩、帽子

C.手套、眼罩

D.以上均是

15.（ D ）内镜应该在手术室的条件下检查。

A.腹腔镜、胸腔镜

B.膀胱镜

C.关节镜、胆道镜

D.以上均是

16.（ D ）应该在内镜中心的条件下检查。

A.胃镜、肠镜

B.小肠镜、胶囊内镜

C.超声内镜、鼻胃镜

D.以上均是

17.患者疑为慢性胰腺炎，为明确诊断应做（ D ）。

A.电子胃镜

B.电子小肠镜

C.经皮胆道镜检查

D.十二指肠镜下逆行胰胆管造影

18.结肠镜息肉电切前清洁肠道不妥的是（ B ）。

A.服硫酸镁

B.服甘露醇

C.服复方聚乙二醇电解质散

D.服导泻中药

19. 上消化道内镜检查的适应证应排除(C)。

A. 疑有溃疡、肿瘤

B. X 线钡餐疑胃癌

C. 腐蚀性胃炎

D. 上消化道出血

20. 胃十二指肠溃疡穿孔最常发生于(B)。

A. 胃底

B. 十二指肠前壁

C. 十二指肠后壁

D. 胃大弯

21. 胃癌的好发部位依次为(A)。

A. 胃窦、胃小弯、贲门

B. 贲门、胃窦、胃大弯

C. 胃小弯、贲门、胃窦

D. 胃小弯、胃窦、胃大弯

E. 胃窦、贲门、胃小弯

22. 胃糜烂是指病变(D)。

A. 最大直径 < 0.2cm

B. 深度不超过黏膜层

C. 深度不超过肌层

D. 深度不超过黏膜肌层

23. 内镜手工清洗、消毒步骤正确的是(A)。

A. 床侧预处理—测漏—清洗—漂洗—消毒—终末漂洗—干燥

B. 测漏—床侧预处理—清洗—漂洗—消毒—终末漂洗—干燥

C. 酶洗—清洗—消毒—终末漂洗—干燥

D. 擦拭—测漏—清洗—漂洗—消毒—终末漂洗—干燥

24. 结核杆菌、其他分枝杆菌等特殊感染患者使用后内镜采用 2% 戊二醛浸泡消毒时间应不少于(B)。

A. 30min

B. 45min

C. 15min

D. 20min

25. 胃镜检查前应(D)。

A. 禁半流质 8h

B. 禁食 10h

C. 禁烟 6h

D. 禁食 8h 及以上、禁饮 2 ~ 4h

26. 结肠镜检查前应做好（ B ）。

A. 禁半流质 8h、禁饮 4h

B. 应服用清洁肠道的泻药或清洁灌肠

C. 应进食并吃饱

D. 禁烟、禁食、禁药 12h，禁饮 4h

27. 无痛胃镜检查时，应（ D ）。

A. 密切观察患者生命体征，建立有效的静脉通道

B. 保持呼吸道通畅

C. 遵医嘱调大氧流量，当血氧饱和度下降时

D. 以上均是

28. 无痛内镜检查时，患者血氧饱和度（ SpO_2 ）低于（ C ）应及时处理。

A. 80%

B. 70%

C. 90%

D. 95%

29. 无痛内镜检查患者（ C ）需要了解心脏情况，术前应做心电图检查。

A. 30 岁以上

B. 50 岁以上

C. 60 岁以上

D. 不

30. 肠镜息肉电切除患者进行清洁灌肠，忌选用（ A ）。

A. 肥皂水

B. 高渗盐水

C. 生理盐水

D. 温开水

31. 一般建议无痛肠镜检查后（ C ）可以进食。

A. 5min 左右

B. 15min 左右

C. 30min 左右

D. 120min 左右

32. 食管狭窄扩张治疗术的禁忌证是（ C ）。

A. 食管炎性狭窄

B. 食管术后吻合口狭窄

C. 食管化学性烧伤后 2 周内

D. 瘢痕性食管狭窄

33. 食管内支架置入术的禁忌证是（ C ）。

A. 食管气管瘘形成

B. 食管吻合口狭窄，经多次扩张治疗效果欠佳者

C. 胃镜检查禁忌证

D. 腐蚀性食管炎有狭窄者

34.（ C ）为结肠镜检查的禁忌证。

A. 原因不明的下消化道出血

B. 腹泻、便秘、大便习惯改变

C. 严重的活动性大肠炎、急性脓肿期的大肠憩室炎

D. 大肠息肉或早期癌需在内镜下摘除或切除治疗

35.（ C ）为无痛胃镜检查的相对禁忌证。

A. 有胃镜检查适应证但恐惧常规胃镜检查者

B. 剧烈恶心、呕吐或其他原因难以完成常规胃镜检查者

C. 严重鼾症及过度肥胖者

D. 自愿要求做无痛胃镜检查者

36.（ C ）为胃镜检查适应证。

A. 严重心脏疾病如心律失常、心肌梗死急性期、重度心力衰竭

B. 严重的肺部疾病、哮喘发作期、呼吸衰竭不能平卧者

C. 有上消化道症状，疑有食管、胃及十二指肠炎症、溃疡及肿瘤

D. 疑有上消化道穿孔等危重患者

37. 内镜插入有可能引起的并发症有（ D ）。

A. 咽喉部损伤

B. 颈部皮下及腮腺气肿

C. 下颌关节脱位

D. 以上均是

38. 内镜插入时咽喉部损伤的诱因有（ D ）。

A. 患者剧烈恶心

B. 患者躁动不合作

C. 操作者粗暴

D. 以上均是

39. 胃镜检查前（ A ）服咽部祛泡麻醉药为最佳。

A. 10min

B. 30min

C. 60min

D. 5min

40. 内镜下逆行胰胆管造影（ERCP）最常见的并发症是（A）。

A. 急性胰腺炎

B. 胆管炎

C. 消化道出血

D. 穿孔

41. 内镜消毒灭菌监测采样部位是（A）。

A. 内镜的内腔面

B. 内镜的吸引瓶内

C. 弯曲部

D. 操纵部

42. 大肠癌术后首次结肠镜检查应在（C）。

A. 术后 2 ~ 3 个月

B. 术后 3 ~ 4 个月

C. 术后 3 ~ 6 个月

D. 术后 6 ~ 12 个月

43. 溃疡性结肠炎的内镜特点不包括（C）。

A. 病变呈连续性

B. 黏膜充血、水肿、质脆

C. 黏膜呈鹅卵石样

D. 炎性息肉或形成黏膜桥

44. 内镜下所见非静脉曲张性上消化道出血，国内外多采用（B）分类法。

A. 格拉斯哥

B. 弗雷斯特

C. 福克斯

D. 哈密尔顿

45. 结肠镜检查时，内镜通过空腔的位置依次为（C）。

A. 直肠、乙状结肠、升结肠、横结肠、降结肠、盲肠

B. 直肠、盲肠、乙状结肠、升结肠、横结肠、降结肠

C. 直肠、乙状结肠、降结肠、横结肠、升结肠、盲肠

D. 直肠、盲肠、乙状结肠、降结肠、横结肠、升结肠

46. 急性糜烂性出血性胃炎的胃镜检查强调出血后（B）进行。

A. 12 ~ 24h

B. 24 ~ 48h

C. 48 ～ 72h

D. 48 ～ 72h

47. 诊断 UC 最重要的检查是（ C ）。

A. 消化道造影

B. 腹部 CT

C. 全结肠镜检查

D. 腹部磁共振

48. 进行诊疗护理操作时，可能发生血液、分泌物喷溅，执行标准预防措施包括（ D ）等防护用品的使用。

A. 口罩、帽子

B. 口罩、帽子、手套

C. 口罩、帽子、手套、防护面罩

D. 口罩、帽子、手套、防护面罩、隔离衣

49. 取下十二指肠先端帽的操作步骤是（ A ）。

A. 推、拉、旋转

B. 旋转

C. 拉、推、旋转

D. 推、拉

50. 经水洗、擦干后的附件、各类按钮和阀门用多酶清洗液浸泡，附件还需在超声清洗器内清洗（ B ）。

A. 10 ～ 15min

B. 5 ～ 10min

C. 20 ～ 30min

D. 30min

51. 内镜使用及清洗消毒登记记录应具有可追溯性，消毒剂浓度监测记录的保存期应为（ B ）。

A. 3 个月

B. 6 个月

C. 1 年

D. 3 年

52. 克罗恩病最常见的病变部位是（ C ）。

A. 乙状结肠

B. 空肠

C. 回肠末端

D. 十二指肠

53. 患者胃镜取活检后一般建议禁食禁饮（ B ）。

A. 1h

B. 2h

C. 3h

D. 4h

54. 胃肠镜息肉治疗后有剧烈腹痛、板状腹，有压痛、反跳痛，应考虑（ C ）。

A. 消化道出血

B. 电热灼伤胃肠黏膜所致

C. 消化道穿孔

D. 胀气

55. 胃肠道息肉切除后患者心慌、冒冷汗、面色苍白、有饥饿感，提示（ C ）。

A. 出血

B. 穿孔

C. 低血糖

D. 急性胰腺炎

56. 慢性浅表性胃炎的内镜表现应为（ D ）。

A. 可见圆形或椭圆形凹陷，周围有黏膜充血、水肿

B. 黏膜苍白或花斑状，黏膜萎缩变薄，皱襞变浅甚至消失，黏膜下血管透见

C. 黏膜肥厚、水肿，表现为皱襞粗大、似脑回状，充血不能展平，颜色深红

D. 黏膜充血、斑片状发红、黏膜水肿、反光增强、红白相间，发炎黏膜表面有较多黄白色分泌物附着，难以冲掉

57. 做胃镜检查可引起的并发症如心搏骤停、心肌梗死等，其原因是（ A ）。

A. 插镜时刺激迷走神经及低氧血症所致

B. 操作粗暴、穿孔所致

C. 患者本身有胃内感染

D. 患者紧张不配合

58. 清洁消毒完成的内镜，一般要将它存放在（ D ）。

A. 镜箱里

B. 紫外线照射的铁皮柜里

C. 挂在台车上

D. 内镜专用储存柜（室）

59.（ B ）不是 ERCP 的禁忌证。

A. 有上消化道狭窄、梗阻，估计不可能抵达十二指肠降段者

B. 疑有胆管结石、肿瘤、炎症、寄生虫或梗阻性黄疸且原因不明者

C. 非结石嵌顿性急性胰腺炎或慢性胰腺炎急性发作期

D. 有心肺功能不全等其他内镜检查禁忌证

60. 将内镜、按钮和阀门置于铺设无菌巾的专用干燥台,无菌巾应(C)更换一次。

A. 2h

B. 3h

C. 4h

D. 6h

61. 消化道息肉切除的相对禁忌证有(A)。

A. 凝血机制障碍、多脏器疾病

B. 直径小于2cm的无蒂腺瘤和息肉

C. 直径大于2cm的无蒂腺瘤和息肉

D. 家族性腺瘤病

62. 患者胃镜检查前建议做的准备有(D)。

A. 禁烟酒,不吃辛辣刺激性食物

B. 胃镜检查前需检查输血前四项、血常规及凝血功能

C. 禁食带色素类食物及任何带颜色的液体饮料

D. 以上都对

63. 患者男性,40岁,劳累后突然呕大量咖啡色胃内容物。查体:面色苍白,巩膜轻度黄染,四肢湿冷,脉细速,血压正常。较为合理的诊断方法是(A)。

A. 电子胃镜

B. 上消化道钡透

C. 血管造影

D. 床旁腹部B超

E. 床旁X线照相

64. 患者女性,50岁,因"偶发右上腹痛3年,上腹痛伴背部疼痛1天"来诊。近3年来偶有右上腹部疼痛,伴或不伴恶心、呕吐。一天前发生上腹部疼痛,伴背部疼痛,无明显发热。查体:急性病容,巩膜可疑黄染;腹平软,上腹部偏左有压痛,无腹腔积液,肠鸣音正常。B型超声:胆囊内有多发强回声伴声影,胆总管直径8mm。为了确诊胆管结石还应进行的检查是(D)。

A. 腹部X线片

B. CT

C. 静脉胆管造影

D. 内镜下逆行胰胆管造影(ERCP)

E. 经皮经肝胆管造影术

65. 新版《软式内镜清洗消毒技术规范》对内镜诊疗室与消毒室设置要求为(A)。

A. 同系统疾病内镜水槽可以共用

B. 不同系统疾病的水槽可以共用

C. 不同系统疾病的诊疗室可以共用

D. 不同系统疾病的内镜洗消室可共用

66. 邻苯二甲醛消毒的有效浓度是（A）。

A. 0.55%

B. 0.45%

C. 0.35%

D. 0.65%

67. 为疑似结核分枝杆菌患者诊疗后的内镜应用戊二醛浸泡消毒应（B）。

A. ≥ 10h

B. ≥ 45min

C. ≥ 10min

D. ≥ 30min

68. 如果内镜清洗不彻底就进行戊二醛浸泡消毒，会造成（C）。

A. 角度不够

B. 外皮脱落

C. 蛋白凝结

D. 金属腐蚀

69. 清洗消毒室如采用机械通风，宜采取（　　　）方式，换气次数宜（　　　）次/h，最小新风量宜达到 2 次/h。（D）

A. 下送上排、10

B. 上送下排、8

C. 下送上排、8

D. 上送下排、10

70. 消毒后内镜应（　　　）进行一次生物学监测，每次监测应按 25% 的比例抽检。消毒合格标准为菌落总数≤（　　　）cfu/件。（A）

A. 每季度、20

B. 每季度、25

C. 每月、20

D. 每月、25

71. 内镜注水瓶内的用水应为（　　　）水，每（　　　）更换。（A）

A. 无菌、天

B. 纯净、天

C. 无菌、班

D. 纯净、班

72. 纯化水应符合 GB 5749—2006 的规定，并应保证细菌总数（ C ）。

A. ≤ 10cfu/1mL

B. ≤ 10cfu/10mL

C. ≤ 10cfu/100mL

D. ≤ 100cfu/100mL

73. 关于左半结肠与右半结肠说法错误的是（ C ）。

A 升结肠和横结肠近端的 2/3 称为右半结肠，远端的 1/3 称为左半结肠

B 左半结肠管径细，容易发生梗阻

C 右半结肠管径细，容易发生梗阻

D 右半结肠比左半结肠血运丰富，容易出现溃烂、出血

74. 灭菌内镜的诊疗环境至少应达到（ B ）的要求。

A. 洁净手术室

B. 非洁净手术室

C. 无菌手术室

D. 层流手术室

75. 纯化水应符合 GB 5749—2006 的规定，生产纯化水所使用的滤膜孔径应为（ A ），并定期更换。

A. ≤ 0.2μm

B. ≤ 0.2mm

C. ≤ 0.5μm

D. ≤ 0.5mm

76. 新版《软式内镜清洗消毒技术规范》中内镜清洗质量常用监测方法不包括（ D ）。

A. 目测法

B. ATP 荧光检测

C. 蛋白残留测定

D. 生物学采样

77. 带有内镜清洗专用按钮的内镜在床侧预处理时要更换清洗专用按钮，其原因不包括（ D ）。

A. 专用按钮压力是气水按钮的 2 倍

B. 可自动保持持续正压

C. 可减少喷嘴堵塞

D. 可减少吸引管道堵塞

78. 消化道食管异物最易发生在（ C ）。

A. 胃窦

B. 胃底

C. 食管入口狭窄处

D. 十二指肠

79. 上消化道出血是指（ D ）。

A. 胃出血

B. 十二指肠出血

C. 空肠以上出血

D. Treitz 韧带以上出血

80. 非静脉曲张破裂出血内镜下治疗方法包含（ D ）。

A. 注射组织胶

B. 止血夹夹闭

C. 电凝止血钳止血

D. 以上都是

81. APC 是指（ C ）。

A. 内镜下黏膜切除术

B. 内镜下黏膜剥离术

C. 氩离子凝固术

D. 食管狭窄扩张术

82. APC 功率一般为（ B ）。

A. 1 ～ 20W

B. 20 ～ 60W

C. 60 ～ 100W

D. 100 ～ 120W

83. 关于氩离子凝固术下列说法错误的是（ D ）。

A. 英文简写为 APC

B. 一种非接触的凝固技术

C. 利用氩气离子束的电传导将高频电能传递到目标组织，产生高频电凝固效应

D. 以上均不对

84. 预行胃肠道 ERM 治疗患者应做好的准备是（ D ）。

A. 完善术前检查

B. 胃肠道准备

C. 无痛患者行麻醉评估

D. 以上都是

85. 关于黏膜下注射说法错误的是（ B ）。

A. 黏膜下注射需用内镜专用注射针

B. 用注射器抽取注射液，无需预充于注射针内

C. 待针管露出，调整内镜于注射部位，再出针

D. 将针刺入黏膜下层，推入液体，黏膜及固有肌层分离，将病变抬举起来

86. 黏膜下注射后，若病变不抬举或抬举不良，考虑（ D ）。

A. 进针过深，刺入固有肌层

B. 注射刺破血管，形成深红色血疱

C. 病变超过适应证

D. 以上均是

87. 消化道 ESD 手术适应证不包括（ D ）。

A. 消化道 ≥ 2cm 息肉

B. 早期食管癌

C. 早期胃癌

D. 中晚期胃癌

88. 上消化道狭窄扩张治疗的适应证不包括（ C ）。

A. 食管术后吻合口狭窄

B. 食管烧伤后狭窄

C. 食管化学性灼伤后的急性炎症期

D. 先天性狭窄：食管环或食管璞

89. 患者行上消化道狭窄扩张治疗前应完善的检查有（ D ）。

A. 血常规、心电图

B. 复方泛影葡胺造影

C. 凝血功能

D. 以上均是

90. STER 的禁忌证包含（ D ）。

A. 合并严重凝血功能障碍

B. 严重器质性疾病等无法耐受手术者

C. 因肿物附近消化道黏膜下层严重纤维化而无法成功建立黏膜下隧道者

D. 以上均是

91. 内镜下治疗贲门失弛缓症的技术为经口内镜下肌切开术，英文简写为（ C ）。

A. EMR

B. ESD

C. POEM

D. STER

92. POEM 的禁忌证包括（ D ）。

A. 合并严重凝血功能障碍、严重器质性疾病等无法耐受手术者

B. 因食管黏膜下层严重纤维化而无法成功建立黏膜下隧道者

C. 食管下段或齿状线附近有明显炎症或巨大溃疡者，是 POEM 手术的相对禁忌证

D. 以上均是

93. POEM 隧道口的选择为胃食管连接部上方约（ C ）。

A. 3cm

B. 5cm

C. 10cm

D. 15cm

94. POEM 建立隧道横向剥离范围约为食管壁的（ B ）。

A. 1/5

B. 2/5

C. 3/5

D. 4/5

95. 关于 EUS-FNA 说法正确的是（ D ）。

A. EUS-FNA 是指在超声内镜实时引导下，使用穿刺针对消化道及其周围病灶进行穿刺抽吸，以获取组织细胞学诊断的一种技术

B. EUS-FNA 被认为是检查胰腺占位最敏感的技术

C. EUS-FNA 也适用于其他胃肠道和胃肠道周围病变

D. 以上均是

96. 胃镜下碎石器械选择正确的是（ D ）。

A. 对于体积较小、质地软的胃石可选用三爪钳、五爪钳多次钳碎

B. 对直径＜4cm 的质地坚硬的胃石，直接选用网篮或圈套器圈套

C. 对直径＞4cm 的胃石可以先用碎石器分次机械切割，适当使用圈套器再将其切割成直径 2cm 左右碎块，或在胃石表面注射碳酸氢钠注射液，再用碎石网篮粉碎

D. 以上均是

97. 恶心、呕吐、腹泻、腹胀是鼻肠管置入术后最常见的并发症，可能与（ D ）有关。

A. 营养液渗透压高

B. 输注的速度快

C. 胃排空慢有关

D. 以上均是

98. 胆管引流术包括（ D ）。

A. 鼻胆引流术（ENBD）

B. 胆道支架置入术（ERBD）

C. 胆道金属支架置入术（EMBE）

D. 以上均是

99. 下列不属于消化道内镜检查并发症的是（ C ）。

A. 消化道出血

B. 消化道损伤

C. 炎症

D. 喉头及支气管痉挛

100. 对胃癌目前最可靠的诊断手段是（ E ）。

A. 胃液分析

B. X 线钡餐

C. CT

D. 胃镜

E. 活组织检查

101. 有关胃镜检查术前准备的描述，错误的是（ C ）。

A. 检查前禁食、禁水 6h

B. 检查前 24h 内避免做消化道钡剂透视

C. 幽门梗阻患者禁食 24h

D. 取左侧卧位

102. 三腔管双气囊压迫止血适用于（ A ）。

A. 食管 - 胃底静脉曲张破裂出血

B. 急性出血性糜烂性胃炎

C. 胃癌引起的上消化道出血

D. 消化道溃疡并发出血

E. 下消化道出血

103. 结肠癌中最为多见的为（ A ）。

A. 腺癌

B. 未分化癌

C. 类癌

D. 鳞状细胞癌

E. 印戒细胞癌

104. 肠道手术前服用肠道抑菌药的同时常补充（ C ）。

A. 维生素 C

B. 维生素 D

C. 维生素 K

D. 维生素 A

E. B 族维生素

105. 近距离后装治疗直肠癌，护理不当的有（D）。

A. 治疗前两天嘱患者进食半流质

B. 放入施源器前应两次清洁灌肠

C. 施源器放入病变部位后须固定好

D. 嘱患者收缩腹部以防施源器下移

E. 治疗结束后嘱患者卧床休息 20 ~ 30min

106. 急诊胃镜的条件和时机不正确的是患者出现（D）。

A. 出血停止 24 ~ 48h 内

B. 血压＞ 90/60mmHg

C. Hb 60g/L

D. 心率＞ 150 次 / 分

E. 神志清楚能配合

107. 消化性溃疡的主要症状是（D）。

A. 厌食、消瘦

B. 恶心、呕吐

C. 嗳气、反酸

D. 上腹疼痛

E. 呕血、黑粪

108. 消化性溃疡患者饮食护理错误的一项是（D）。

A. 少量多餐

B. 面食为主

C. 忌酸辣、油煎食物

D. 少量出血时可进食热流质食物

E. 定时进餐，可进食低脂肪食物

109. 胃肠道中起消化作用的最主要消化液是（B）。

A. 胃液

B. 胰液

C. 唾液

D. 肠液

E. 胆汁

110. 特发性血小板性紫癜最常见的出血部位为（A）。

A. 皮肤黏膜

B. 消化道

C. 泌尿道

D. 生殖道

E. 颅内

111. 关于匀浆膳的叙述，下列哪项是正确的（ B ）。

A. 化学配制膳

B. 需要胃肠道消化

C. 无渣膳食

D. 只能管饲

E. 仅用于昏迷患者

112. 要素膳是（ B ）。

A. 低蛋白膳食

B. 化学配制膳

C. 需经胃肠道消化

D. 低脂肪膳食

E. 低盐膳食

113. 传染性非典型肺炎的最主要传播途径是（ A ）。

A. 经呼吸道飞沫传播

B. 经消化道传播

C. 经粪—口途径传播

D. 接触传播

E. 虫媒传播

114. 下列（ E ）可以做胃镜检查。

A. 精神失常者

B. 严重的血凝障碍者

C. 腐蚀性食管炎

D. 严重心、肝、肺功能不全者

E. 上消化道出血

115. 服毒后最好在（ C ）内洗胃。

A. 12h

B. 10h

C. 6h

D. 8h

E. 8 ~ 10h

116. 无痛胃肠镜检查后患者需有人员陪同，检查后（ E ）内不得驾车、骑车、从事高空作业及操作机器等。

A. 4h

B. 6h

C. 8h

D. 12h

E. 24h

117. 无痛肠镜检查前日可以食用（A）。

A. 面条

B. 咖啡

C. 带籽水果

D. 蔬菜

E. 红豆

118. 十二指肠镜检查前（C）开始禁食。

A. 4h

B. 6h

C. 12h

D. 24h

E. 48h

119. 胶囊内镜检查前（E）勿做钡餐或钡灌肠检查，以免钡剂残留影响检查结果。

A. 4h

B. 12h

C. 24h

D. 48h

E. 72h

120. 确认胶囊内镜进入小肠（E）后可进食少量馒头、面包。

A. 48h

B. 24h

C. 12h

D. 8h

E. 2h

121. 一般胶囊内镜（E）后随粪便排出。

A. 4 ～ 12h

B. 4 ～ 24h

C. 8 ～ 24h

D. 8 ～ 48h

E. 8 ~ 72h

122. 高频电切除和氩气刀切除法术后建议休息（ A ）。

A. 3 ~ 5 天

B. 4 ~ 5 天

C. 1 ~ 2 天

D. 2 ~ 3 天

E. 3 ~ 4 天

123. 内镜下黏膜切除术的适应证有（ A ）。

A. 消化道息肉、消化道早癌

B. 病变表面有明显溃疡或有瘢痕

C. 凝血功能障碍、有出血倾向者

D. 起源于固有肌层的黏膜下肿瘤，浸润至黏膜下深层的早期癌

E. 使用心脏起搏器者

124. 经内镜黏膜下剥离术的适应证有（ E ）。

A. 有胃肠镜检查禁忌证者

B. 黏膜下注射抬举征阴性者

C. 肿瘤表面有瘢痕

D. 凝血功能障碍，有出血倾向

E. 消化道巨大平坦息肉即直径≥ 2cm 的广基平坦息肉

125. 近期有服用抗凝、抗血小板聚集的药物时，需停药（ D ）及以上才能进行经内镜黏膜下剥离术。

A. 1 天

B. 3 天

C. 5 天

D. 7 天

E. 9 天

126. 上消化道狭窄扩张术的适应证是（ D ）。

A. 严重心肺功能不全者。

B. 有凝血功能障碍者。

C. 狭窄严重，引导钢丝无法通过者。

D. 动力障碍性狭窄，贲门失弛缓症。

E. 不能合作者，如精神异常、阿尔茨海默病等。

127. 上消化道狭窄扩张术餐后 1h 和睡眠时应抬高床头（ A ）。

A. 15° ~ 30°

B. 15° ~ 20°

C. 20° ~ 30°

D. 15° ~ 45°

E. 20° ~ 35°

128. 胃管置入术的禁忌证有（E）。

A. 胃肠减压

B. 用于昏迷、病情危重或不能经口进食者，如口腔疾病、口腔和咽喉手术后的患者或拒绝进食的患者

C. 洗胃，用于误食毒物

D. 上消化道出血的辅助诊断

E. 严重心肺功能不全者，重度高血压患者

129. 胃管鼻饲时每次注食量建议不超过（B）

A. 100mL

B. 200mL

C. 300mL

D. 400mL

E. 500mL

130. 内镜下逆行胰胆管造影术的禁忌证有（E）。

A. 胆道梗阻引起的黄疸

B. 疑为胰腺或胆道疾病，如结石、肿瘤、硬化性胆管炎等

C. 胰腺疾病，如胰腺肿瘤、慢性胰腺炎、胰腺囊肿等

D. 原因不明的慢性上腹痛需排除胆管及胰腺疾病者

E. 严重胆道感染，胆管狭窄者

131. 空肠营养管置入持续输注（C）应使用生理盐水或温开水脉冲式冲管 1 次。

A. 2h

B. 3h

C. 4h

D. 5h

E. 6h

132. 经皮内镜引导下胃造口术长期置管患者（E）更换一次管道。

A. 1 ~ 2 个月

B. 2 ~ 3 个月

C. 3 ~ 4 个月

D. 4 ~ 6 个月

E. 6 ~ 8 个月

133. 经皮内镜引导下胃造口术每次注食量建议不超过（B）。

A. 100mL

B. 200mL

C. 300mL

D. 400mL

E. 500mL

134. 上消化道狭窄两次扩张治疗至少应间隔（A）以上。

A. 1 周

B. 2 周

C. 3 周

D. 4 周

E. 1 个月

135. 经胃镜食管曲张静脉套扎术，术后建议卧床休息（D）。

A. 6h

B. 8h

C. 12h

D. 24h

E. 36h

136. 结肠镜检查是完善（E）以及回盲部各个部位的观察，并可取组织做病理学检查。

A. 直肠、乙状结肠、降结肠

B. 直肠、乙状结肠、降结肠

C. 降结肠、横结肠、乙状结肠

D. 横结肠、直肠、乙状结肠

E. 直肠、乙状结肠、升结肠、降结肠、横结肠

137. 胃镜的适应证不包括（B）。

A. 上消化道出血

B. 口腔、咽喉、食管有急性炎症

C. 有上消化道症状

D. 胃癌高危地区需普查或复查

138. 普通胃镜检查适合的体位是（B）。

A. 仰卧位

B. 左侧卧位，头稍后仰

C. 右侧卧位，头稍后仰

D. 头低足高位

139. 普通胃镜检查的护理中（C）是错误的。

A. 检查前禁食 8h

B. 检查前应监测生命体征

C. 检查结束即可进食

D. 检查结束后当天应以流质或半流质饮食为主

140. 胃镜检查前，幽门梗阻患者需禁食（B）。

A. 1～2天

B. 2～3天

C. 3～4天

D. 4～5天

141. 最适合无痛胃肠检查前一晚的饮食是（A）。

A. 白粥

B. 番薯

C. 芹菜

E. 牛肉

142. 电子肠镜检查后一般建议（C）喝牛奶。

A. 30min

B. 1h

C. 2h

D. 4h

143. 双气囊小肠镜检查时患者应取（A）。

A. 左侧卧位

B. 右侧卧位

C. 半卧位

D. 头低脚高位

144. 双气囊小肠镜经口进镜者术前禁食时间是（C）。

A. 6h

B. 8h

C. 12h

D. 24h

145. 双气囊小肠镜经肛门进镜者检查前一天建议的饮食是（A）。

A. 无渣流质

B. 无渣半流

C. 低脂半流

D. 禁食

146. 下列（A）行双气囊小肠镜检查前 1～3 天可以食用。

A. 鸡蛋

B. 番茄

C. 海带

D. 糯米

147. 下列说法错误的是（B）。

A. 小肠镜检查结束后，患者仍需卧床休息

B. 小肠镜检查结束后，患者可立即起身

C. 小肠镜检查后需观察可能出现的并发症

D. 小肠镜经肛进镜者应注意做好肛周护理

148. 双气囊小肠镜检查或治疗前至少应禁水（B）。

A. 1 ~ 2h

B. 3 ~ 4h

C. 4 ~ 6h

D. 6 ~ 8h

149. 小肠是人体消化吸收的重要器官，它包括（D）。

A. 十二指肠、空肠、盲肠

B. 乙状结肠、空肠、盲肠

C. 十二指肠、直肠、回肠

D. 十二指肠、空肠、回肠

150. 小肠占消化道全长的（A）。

A. 3/4

B. 1/4

C. 2/3

D. 1/2

151. 胶囊内镜检查前（A）行肠道准备，必要时应清洁灌肠。

A. 6 ~ 8h

B. 1 ~ 2h

C. 3 ~ 4h

D. 4 ~ 5h

152. 以下（C）不属于胶囊胃镜检查后的注意事项。

A. 注意排便情况确认胶囊是否排出

B. 不能去强磁场地方

C. 不能当天饮食

D. 胶囊胃镜在检查 2 周以后仍未排出者，建议做腹部 X 线平片确认是否滞留

153. 磁控胶囊内镜检查可以携带（D）。

A.手表

B.钥匙

C.手机

D.戒指

154.磁控胶囊内镜胃内的检查顺序是（B）。

A.胃底、贲门、胃体、胃角、胃窦、幽门

B.贲门、胃底、胃体、胃角、胃窦、幽门

C.贲门、胃体、胃底、胃角、胃窦、幽门

D.贲门、胃体、胃窦、胃角、胃底、幽门

155. 超声内镜水囊检查法是经水管道向探头外水囊注入（A）无气水，使其接触消化道管壁以显示图像。

A.3 ~ 5mL

B.4 ~ 5mL

C.6mL

D.5 ~ 6mL

156. 超声胃镜水充盈法是超声胃镜插至检查部位后，先抽尽胃肠腔内空气，再注入无气水（C），使探头浸泡在水中。

A.500 ~ 600mL

B.400 ~ 500mL

C.300 ~ 500mL

D.600 ~ 800mL

157. 超声内镜检查前器械调试：将超声内镜与光源、注水瓶、吸引器连接好，注水瓶内装（B）容积蒸馏水检查内镜角度控制旋钮。

A.1/3

B.2/3

C.3/4

D.2/5

E.3/5

158.行超声内镜前服用（C）需告知医生。

A.雷贝拉唑

B.瑞巴派特

C.阿司匹林

D.美托洛尔

E.复方阿嗪米特

159.超声胃镜检查前禁食（B）为宜。

A. 12h

B. 8 ~ 12h

C. 4 ~ 6h

D. 10h

E. 6h

160. 超声小探头的优点包括（ A ）。

A. 频率高，近场图像清晰度高

B. 适合微小病变的精细观察

C. 便宜，更适用于各种检查

D. 频率低，远场图像清晰度高

161. 长期胆道梗阻者胆汁为（ C ）。

A. 金黄色

B. 墨绿色

C. 淡黄色

D. 浅绿色

162. 鼻胆管引流液一般 24h 分泌量为（ D ）。

A. 300 ~ 400mL

B. 400 ~ 600mL

C. 600 ~ 800mL

D. 800 ~ 1000mL

163. 常规 ERCP 操作时使用的是（ C ）。

A. 胃镜

B. 肠镜

C. 十二指肠镜

D. 小肠镜

164. ERCP 术后（ D ）的处理是错误的。

A. 禁食

B. 保持胃肠道通畅

C. 抑酸

D. 术后不使用抗生素

E. 监测淀粉酶

165. ERCP 主要解决（ A ）。

A. 胆管和胰管的问题

B. 胃的问题

C. 大肠的问题

D. 小肠的问题

166. ERCP 术前护理中错误的是（ D ）。

A. 穿病员服，不携带金属物品如带扣的皮带、钥匙。

B. 做好心理护理，请医师介绍操作过程、成功案例，解除患者恐惧感，缓解患者紧张心理

C. 做好术前评估、身体情况、既往史、过敏史（特别是碘过敏史）

D. 可戴首饰

167. ERCP 诊疗的合适体位是（ C ）。

A. 仰卧位和俯卧位

B. 仰卧位和左侧卧位

C. 左侧卧位和俯卧位

D. 仰卧位和右侧卧位

168. 胃的形态、大小、位置因人而异，主要由（ A ）决定。

A. 肌张力和体型

B. 肌张力

C. 体型

D. 以上描述均不符合

169. 胃的贲门和幽门的位置相对比较固定，贲门位于（　　　），幽门约在（　　）。（ C ）

A. 第 11 胸椎体左侧、第 1 腰椎体左侧

B. 第 11 胸椎体右侧、第 1 腰椎体右侧

C. 第 11 胸椎体左侧、第 1 腰椎体右侧

D. 第 11 胸椎体右侧、第 1 腰椎体左侧

170. 支持胃的最大动脉是（ A ）。

A. 胃左动脉

B. 胃右动脉

C. 胃网膜左动脉

D. 胃网膜右动脉

171. 正常成年人的胃容积是（ C ）。

A. 500 ～ 1000mL

B. 1000 ～ 2000mL

C. 1000 ～ 3000mL

D. 2000 ～ 3000mL

172. 正常成年人的小肠全长是（ C ）。

A. 3 ～ 5m

B. 3 ~ 5cm

C. 5 ~ 7m

D. 5 ~ 7cm

173. 十二指肠按走向分为（ B ）。

A. 十二指肠上部、十二指肠水平部、十二指肠降部和十二指肠下部

B. 十二指肠上部、十二指肠降部、十二指肠水平部和十二指肠升部

C. 十二指肠升部、十二指肠横部、十二指肠降部和十二指肠水平部

D. 十二指肠升部、十二指肠横部、十二指肠降部和十二指肠下部

174. 正常成年人每天经回肠进入结肠的水分大约是（ B ）。

A. 1000mL

B. 1500mL

C. 2000mL

D. 2500mL

175. 不是胃癌患者早期临床表现的是（ A ）。

A. 腹部肿块

B. 上腹隐痛

C. 食欲减退

D. 饭后腹胀

E. 乏力

176. 以下关于胃的生理解剖说法错误的是（ C ）。

A. 胃分为胃底、胃体、胃窦三部分

B. 胃具有运动和分泌两大功能

C. 胃排空需要 2 ~ 4h

D. 胃液的 pH 值为 0.9 ~ 1.5

177. 关于小肠的说法，不正确的是（ D ）。

A. 小肠是人体最重要的吸收器官

B. 小肠是人体的免疫器官

C. 全长 5 ~ 7m，每天分泌液体量约 8L

D. 小肠不能分泌碱性黏液

178. 关于空肠、回肠的区分正确的是（ C ）。

A. 空肠管径细，回肠管径粗

B. 空肠血运不如回肠丰富

C. 近侧 2/5 小肠为空肠，远侧的 3/5 小肠为回肠

D. 近侧 3/5 小肠为空肠，远侧的 2/5 小肠为回肠

179. 胃溃疡好发部位是（ D ）。

A. 贲门部

B. 幽门部

C. 胃大弯

D. 胃小弯

180. 胃溃疡的疼痛多发生在（ B ）。

A. 饭前 2h

B. 餐后半小时到 1h

C. 餐后 2h

D. 餐前 1h

E. 餐后 3 ~ 4h

181. 胃溃疡疼痛的一般规律是（ A ）。

A. 进食—疼痛—缓解

B. 进食—缓解—疼痛

C. 疼痛—进食—缓解

D. 疼痛—缓解—进食

E. 无明显规律

182. 十二指肠溃疡疼痛的一般规律是（ C ）。

A. 进食—疼痛—缓解

B. 进食—缓解—疼痛

C. 疼痛—进食—缓解

D. 疼痛—缓解—进食

E. 无明显规律

183. 胃肠道疾病首选影像学检查方法为（ B ）。

A. CT

B. 钡剂造影

C. MRI

D. 超声

E. X 线平片

184. 以下不属于下消化道的是（ D ）。

A. 空肠

B. 回肠

C. 横结肠

D. 十二指肠

185. 患者，女，30 岁，因消化道溃疡穿孔急需输注 400mL 血液，下列错误的是（ A ）。

A. 抽交叉配血时，发现化验单错误，立即在错误化验单上修改正确。

B. 输血前要进行血型鉴定及交叉配血试验。

C. 输血时需要两名医务人员携带病历及交叉配血单到患者床旁进行核对。

D. 抽取交叉配血标本时，需要 2 名医务人员核对无误后方可执行。

E. 取血时，认真核对血袋上的姓名、性别、编号、输血数量、血型等是否与交叉配血报告单相符，确保准确无误。

186. 上、下消化道的分界处是（E）。

A. 盲肠

B. 贲门

C. 十二指肠大乳头

D. 幽门

E. 屈氏韧带

187. 消化道大出血的临床表现主要取决于（B）。

A. 出血的部位高低

B. 出血的速度和出血量

C. 患者出血前的全身情况

D. 出血前有无贫血

E. 患者的心肺功能

188. 当消化道出血患者出现头昏、乏力、心悸、心动过速和血压偏低时，提示出血量超过（A）。

A. 500mL

B. 600mL

C. 700mL

D. 800mL

E. 900mL

189. 关于消化道大出血的特点，描述不正确的是（A）。

A. 一定有呕血

B. 一定有黑粪

C. 呕血常为咖啡色

D. 出血后疼痛减轻些

E. 出血后可有发热及氮质血症

190. 呼吸道和消化道的共同通道是（B）。

A. 鼻

B. 咽

C. 喉

D. 气管

E. 肺泡

191. 在以提高生存率为目标的高质量成人心肺复苏过程中，胸外按压的正确速度和深度是（C）。

A. 按压速度每分钟 80 ~ 100 次，按压深度至少 5cm

B. 按压速度每分钟不超过 60 次，按压深度至少 2.5cm

C. 按压速度每分钟 100 ~ 120 次，按压深度至少 5cm

D. 按压速度每分钟 100 ~ 120 次，按压深度至少 2.5 cm

192. 如果患者没有呼吸（或者仅有濒死叹息样呼吸），（C）可以提高生存概率。

A. 呼喊求助，守在患者身边，直到接受过更高级培训的人员到来接诊

B. 仅执行心肺复苏，将自动体外除颤器留给接受过更高级培训的人使用

C. 开始心肺复苏，如果有自动体外除颤器，同时使用自动体外除颤器

D. 派人取得自动体外除颤器，尽量控制参与急救的人员人数

193. 在为成人患者给予胸外按压时，应以（D）的按压深度进行。

A. 胸部厚度的一半

B. 胸部厚度的三分之一

C. 仅 2.5cm

D. 至少 5cm

194. 重大放射事故应当在（A）内逐级上报到环保总局、公安部、卫生部。

A. 24h

B. 12h

C. 8h

D. 6h

195. 正常人低血糖的诊断标准是（B）。

A. 低于 3.9mmol/L

B. 低于 2.8mmol/L

C. 低于 6.1mmol/L

D. 低于 5.6mmol/L

196. 为有脉搏无呼吸患者行球囊辅助通气的频率是（A）。

A. 每 6s 通气一次

B. 每 8s 通气一次

C. 30：2 的按压与通气

D. 每 6 ~ 8s 通气一次

197. 抢救药物及仪器需做到"二及时"，保证完好备用状态。"二及时"指的是（D）。

A. 及时清理、及时补充

B. 及时维修、及时登记

C. 及时告知、及时补充

D. 及时维修、及时补充

E. 及时标识、及时处理

198. 关于抢救车管理规范中，"五定"是指（D）。

A. 定品种、定规格、定位置、定人负责、定期检查

B. 定品种、定数量、定位置、定人负责、定人检查

C. 定品种、定规格、定日期、定人负责、定期检查

D. 定品种、定数量、定位置、定人负责、定期检查

199.（C）需要进行心肺复苏。

A. 有脉搏但呼吸困难者

B. 无意识但呼吸正常者

C. 无意识且无呼吸和脉搏的患者

D. 有呼吸但无脉搏者

E. 有脉搏和呼吸，但病情危重者

200. 护士长应（C）检查抢救车管理规定落实情况并记录。

A. 每天

B. 每月

C. 每周

D. 每半年

E. 不定期

201.（A）不是简易呼吸囊的使用指征。

A. 单人复苏时

B. 双人复苏时

C. 可扪及脉搏的濒死叹息样呼吸

D. 气管插管上呼吸机前后

202. 成人胸外按压的部位在（C）。

A. 胸部上半部

B. 胸骨中部

C. 胸骨下半部

D. 乳头连线中点

E. 剑突

203. 突然停氧首先应做的是（A）。

A. 启用备用氧气筒

B. 观察患者缺氧症状

C. 向家属解释

D. 打电话通知维修

E. 护理记录单记录已停止吸氧

204. 停电突发情况按程序报告后，相关负责人应（C）内赶到事发地点，确定预警等级，启动相应应急预案，组织抢救、尽快恢复供电。

A. 5min

B. 10min

C. 15min

D. 20min

E. 25min

205. 发生火灾时所有工作人员应遵循（D）先撤离的原则。

A. 医生

B. 护士

C. 院长

D. 患者

E. 仪器设备

206. 突然停电，首先应（D）。

A. 查找原因

B. 打电话维修

C. 安慰患者

D. 打开应急照明装置

E. 检查仪器设备

207. 遇火灾不可（C），要向安全出口方向逃生。

A. 走消防通道

B. 走安全通道

C. 坐电梯

D. 弯腰捂鼻

E. 佩戴防毒面具

二、多选题

1. 内镜清洗消毒岗位，按照规范要求做好个人防护，应穿戴（ABCDE）。

A. 口罩

B. 帽子

C. 护目镜

D. 手套

E. 放水服、防水鞋

2. 消化内镜护士应衣着整齐、挂牌上岗。备齐检查所需物品，如（ABCDE）。

A. 干纱布

B. 无菌水

C. 注射器

D. 灭菌后的活检钳、无菌检查手套

E. 治疗中所需的各种内镜附件

3. 无痛胃肠镜诊疗过程中，协助麻醉医师观察患者（ABCE）等生命体征，观察患者复苏情况。

A. 心率

B. 呼吸

C. 血氧饱和度

D. 神志

E. 心律

4. 无痛胃肠镜检查后，应向患者及家属交代检查后注意事项，包括（ABCD）。

A. 饮食

B. 当日不能开车

C. 当日不能高空作业

D. 当日不能喝酒

E. 当日可适量饮酒

5. 肠镜检查的并发症包括（ABCDE）。

A. 出血

B. 肠穿孔

C. 感染

D. 腹部绞痛

E. 心血管并发症

6. 关于急诊结肠镜的适应证正确的是（BCD）。

A. 疑似肠穿孔和急性腹膜炎的患者

B. 需要结肠镜检查的乙状结肠扭转或肠套叠患者

C. 手术期间需要紧急内镜检查的肠道疾病患者

D. 需要紧急清除肠道异物的患者

7. 肠息肉按照形态可分为（BD）。

A. 隆起型

B. 肿瘤性

C. 表面型

D. 非肿瘤性

8. 溃疡性结肠炎的内镜诊疗适应证包括（ABC）。

A. 原因不明腹泻

B. 便血

C. 临床疑诊 IBD

D. 肠穿孔

9. 内镜清洗消毒的登记内容包括（ABCDE）。

A. 患者标识

B. 使用内镜的编号

C. 清洗消毒时间

D. 诊疗日期

E. 操作人员姓名

10. 选择内镜清洗酶至少应含（ABCD）才能有效分解内镜上的所有生物污染。

A. 蛋白酶

B. 脂肪酶

C. 淀粉酶

D. 糖酶

E. 以上都不对

11. 内镜基本清洗消毒设备有（ABCDE）。

A. 超声清洗器

B. 负压吸引器

C. 干燥设备

D. 高压水枪

E. 专业流动水清洗消毒槽

12. 肥厚性胃炎内镜所见包括（BCD）。

A. 黏膜充血，斑块状发红

B. 皱襞粗大似脑回状，充血不能展平

C. 胃内分泌物增多，常伴糜烂

D. 黏膜肥厚、水肿

13. 内镜中心的工作人员应接受与其岗位职责相应的岗位培训和继续教育，正确掌握以下知识与技能：（ABCD）。

A. 内镜及附件的清洗、消毒、灭菌的知识与技能

B. 内镜构造及保养知识

C. 清洗剂、消毒剂及清洗消毒设备的使用方法

D. 标准预防及职业安全防护原则和方法以及医院感染预防与控制相关知识

14. 无痛内镜检查结束后，患者的离室标准包括（ABCD）。

A. 神志清楚，定向力恢复

B. 生命体征平稳

C. 抬头保持 5s 以上

D. 肌张力恢复

15. 内镜消毒灭菌效果监测包括（ABCD）。

A. 内镜数量少于或等于 5 条的，每次全部监测

B. 内镜数量多于 5 条的，每次监测数量不低于 5 条

C. 消毒内镜应每季度进行生物学监测

D. 消毒内镜细菌菌落 ≤ 20cfu/ 件

E. 消毒液染菌量应半年监测一次

16. 诊疗室内的每个诊疗单位应包括（ABCD）。

A. 诊疗床一张

B. 主机

C. 吸引器

D. 治疗车

17. 内镜清洗的操作流程及注意事项描述正确的是（ABCD）。

A. 将内镜全部浸没于适量浓度的清洗液中，用纱布反复擦洗镜身，前段和操作部应重点清洗

B. 用清洁毛刷彻底刷洗活检管道和导光软管的吸引器管道，刷洗时必须两头见刷头，并洗净刷头上的污物

C. 清洗刷一用一消毒

D. 活检入口阀门、吸引器按钮和送气送水按钮等部件在超声清洗器内使用清洗液清洗

E. 清洗液每天更换

18. 内镜下消化道息肉术前护理措施有（ABCD）。

A. 常规测定出凝血时间、凝血酶原时间和血小板计数

B. 按常规做好胃肠道的清洁准备

C. 向患者说明操作过程，消除顾虑

D. 术前妥善连接各导线，测试性能完好

19. 患者男性，55 岁，因进食哽噎感 4 个月入院。患者 4 个月前不明原因出现进食哽噎感，症状逐渐加重，近 3 周只能进全流质食物，体重下降 5kg。体查：T 36.2℃，P 83 次 / 分，BP 145/88mmHg。消瘦体型，双侧锁骨上淋巴结未触及，气

管居中，双肺呼吸音正常。为了进一步明确诊断，还需进行（ BE ）。

A. 血气分析

B. 食管超声胃镜检查

C. 肺功能

D. 胸部 CT 检查

E. 电子胃镜

20. 新版《软式内镜清洗消毒技术规范》对内镜漂洗水质的要求正确的是（ ABC ）。

A. 自来水应参照 GB5749 生活饮用水标准

B. 内镜纯化水其化学成分含量应参照《中国药典》纯化水标准

C. 要求过滤器 ≤ 0.2μm，并根据水质定期更换

D. 终末漂洗用水菌落数应 ≤ 100cfu/100mL

21. 内镜清洗剂使用要求正确的是（ ABCD ）。

A. 清洗剂配比浓度应按厂家使用说明操作

B. 清洗剂浸泡灌流时间应满足厂家操作说明书最低要求

C. 对于含酶清洗剂建议现配现用

D. 清洗剂清洗内镜时必须一用一更换

22. 消毒剂浓度监测应注意的事项有（ AB ）。

A. 严格按厂家使用说明书操作

B. 测试条监测时间不同其结果不同

C. 同一款消毒剂不同厂家测试方法都一样

D. 消毒剂浓度下降时，可用原液勾兑使用

23. 常用内镜消毒剂有（ ABCD ）。

A. 邻苯二甲醛

B. 酸化水

C. 复方含氯消毒剂

D. 可选用其他消毒剂，前提是适合于内镜且符合国家相关规定，腐蚀性较低

24. 新版《软式内镜清洗消毒技术规范》要求内镜手工测漏要点正确的是（ ABCD ）。

A. 取下各类按钮阀门，连接测漏装置并注入压力，内镜全浸没于水中，用注射器向各管道注水，以排出管道内气体

B. 首先向各个方向弯曲内镜先端，观察有无气泡冒出；再观察插入部、操作部、连接部等部分有无气泡冒出

C. 要求一支普通内镜每天至少测漏一次，如发现渗漏应及时送检保修，测漏情况应有记录

D. 也可用其他有效方法进行测漏

25. 新版《软式内镜清洗消毒技术规范》要求内镜漂洗过程中注意事项正确的是（ABD）。

A. 管道内清洗剂漂洗不彻底，容易和消毒剂发生化学反应

B. 漂洗不到位，清洗剂/消毒剂残留，易与有机物、蛋白质结合，导致细菌生物膜形成

C. 终末漂洗时应使用动力泵或压力水枪，用纯化水或无菌水冲洗内镜各管道至少 1min

D. 终末漂洗应反复冲洗灌流至无消毒剂残留

26. 按新版《软式内镜清洗消毒技术规范》要求，内镜自动清洗机应具备（ABD）功能。

A. 清洗消毒

B. 漂洗

C. 浓度检测

D. 自身消毒

27. 内镜下异物取出术的器械准备有（ABC）。

A. 各式异物钳

B. 黏膜保护套

C. 各式网篮

D. 注射针

28. 内镜下异物取出术的注意事项有（ABC）。

A. 易发生呛咳及误吸

B. 易夹住黏膜引起出血

C. 异物通过食管入口处可嘱患者头后仰，故异物可通过最狭窄处

D. 食管上段异物可经活检孔冲水

29. 非静脉曲张破裂出血的病因包括（ABCD）。

A. 消化道溃疡、肿瘤

B. 急性糜烂出血性胃炎

C. 贲门黏膜撕裂

D. 血管畸形

30. 非静脉曲张破裂出血内镜下治疗术后护理包括（ABCD）。

A. 注意观察患者生命体征

B. 术后可能出现咽喉部不适或声音嘶哑，告知家属短时间内会好转，不必紧张

C. 遵医嘱告知患者家属术后注意事项

D. 彻底消毒内镜及有关器械，避免交叉感染

31. 食管 - 胃底静脉曲张破裂出血抢救包括（ABCD）。

A. 开通静脉通道

B. 密切监测生命体征

C. 气管插管

D. 条件允许可行内镜下治疗

32. APC 可用于治疗（ABCD）。

A. 消化道息肉

B. 胃肠道止血

C. 消化道血管扩张症

D. Barrett 食管

33. EMR 治疗包含（ABCD）。

A. 黏膜下注射

B. 病变切除

C. 创面处理

D. 病变回收

34. ESD 的禁忌证包括（ABCD）。

A. 有胃肠镜检查禁忌证者

B. 黏膜下注射抬举征阴性者

C. 凝血功能障碍，有出血倾向

D. 超声内镜显示病变已浸润黏膜下层

35. ESD 患者术前护理包括（ABCD）。

A. 核对患者基本信息

B. 做好患者心理护理，安慰患者，消除紧张情绪

C. 去除患者体外金属物品，取下活动义齿及眼镜

D. 协助患者取左侧卧位，手术床置乳胶垫及乳胶头圈垫预防骨突处压疮

36. ESD 常用器械包括（ABCD）。

A. 注射针

B. 透明帽

C. 黏膜切开刀

D. 止血钳

37. ESD 手术步骤包括（ABCDEF）。

A. 染色

B. 确定病变并标记

C. 黏膜下注射黏膜预切开

D. 黏膜下剥离

E. 创面处理

F. 标本处理

38. 上消化道支架置入术的适应证包括（ABCD）。

A. 不能手术治疗的晚期食管癌

B. 食管癌术后或放疗引起的瘢痕狭窄

C. 肿瘤复发引起的狭窄

D. 一般情况差、不能承受外科开胸手术的食管癌患者

39. 关于 STER 的说法正确的是（ABCD）。

A. 经内镜黏膜下隧道肿瘤切除术

B. 治疗消化道固有肌层肿瘤的一种内镜治疗技术

C. 能对 SMT 进行完整切除，同时能有效防止穿孔

D. 与外科手术相比，具有创伤小、并发症少和恢复快等优势

40. 贲门失弛缓症的临床表现为（ABCD）。

A. 吞咽困难

B. 食物反流

C. 胸骨后疼痛、呕吐

D. 全身营养不良

41. POEM 治疗贲门失弛缓症的优点有（ABCD）。

A. 创伤小、恢复快

B. 不破坏生理结构

C. 住院天数少

D. 患者接受度高

42. POEM 患者应完成的术前检查包括（ABC）。

A. 血常规、凝血功能

B. 食管测压

C. 胃镜检查

D. 免疫指标

43. POEM 的术后并发症包括（ABCD）。

A. 黏膜层损伤

B. 气胸、纵隔气肿和气腹

C. 胸腔积液

D. 出血、感染

44. EUS-FNA 的禁忌证包括（ABC）。

A. 严重心肺脑疾病、器质性疾病等无法耐受手术者

B. 疑有消化道梗阻、消化道穿孔等危重患者

C. 食管重度狭窄

D. 血小板计数 $< 100 \times 10^9$/L

45. EUS-FNA 术前进行 EUS 探查，目的为（ABCD）。

A. 显示病灶与消化道层次的关系

B. 应用彩色多普勒功能扫描穿刺区域的血管，以免误伤血管

C. 测量病灶大小，计算最大可穿刺深度及最小应穿刺深度

D. 选择最佳穿刺部位

46. 胃石根据来源主要分为（ABCD）。

A. 植物性胃石

B. 毛发性胃石

C. 药源性胃石

D. 奶源性胃石

47. 胃镜下碎石常用的器械有（ABC）。

A. 圈套器

B. 碎石器

C. 五爪钳

D. 注射针

48. 关于胃镜下鼻肠管置入术，下列说法正确的是（ABCD）。

A. 由胃镜引导，将鼻肠管送至十二指肠或空肠上段的方法

B. 避免了由于胃排空障碍而导致的呛咳、严重的肺部感染、反流、误吸等并发症

C. 目前建立肠内营养通道的重要手段

D. 胃镜引导下置管具备直视、快速、高成功率的特点

49. 胃镜下鼻肠管置入术的适应证包括（AB）。

A. 吞咽和咀嚼困难

B. 食管气管瘘

C. 肠梗阻

D. 严重腹胀或腹泻间隙综合征

50. 胆道金属支架释放配合要点包括（ABCD）。

A. 一手固定内芯不动，另一手缓缓匀速后拉外管

B. 透视下及时调整支架深度"先深后拉"

C. 透视下缓慢均匀释放，有阻力不可猛用力，可能导致释放过快位置不理想

D. 释放时观察内镜图像乳头外的 Mark，保持 Mark 位置不变

51. 关于 PEG 说法正确的是（ABCD）。

A. 经皮内镜下胃造口术

B. 内镜引导下

C. 经腹部皮肤穿刺

D. 主要适应于吞咽或进食困难但胃肠功能正常的患者

52. 胃造口术后并发症包括（ABCD）。

A. 造口周围感染

B. PEG 营养管堵塞或滑脱

C. 包埋综合征

D. 造口管漏

53. 胃镜检查前如服用（ABD）需要告知医生。

A. 阿司匹林

B. 布洛芬

C. 美托洛尔

D. 抗血小板凝集药

E. 硝苯地平

54. 符合胃肠镜检查前三天饮食的是（BCD）。

A. 蔬菜

B. 牛奶、豆浆

C. 面条

D. 稀饭、豆腐、鸡蛋

55. 下列说法中（ABC）是正确的。

A. 胃肠镜检查上午检查者应禁食早餐

B. 下午检查者当天早上可以喝白粥

C. 无痛胃镜检查前 4h 禁水

D. 随时进食都可以

56. 电子肠镜的绝对禁忌证有（BDE）。

A. 月经期、妊娠期

B. 急性腹膜炎，结肠炎症性疾病的急性活动期

C. 肠穿孔或肠出血

D. 消化道大出血血压不稳定者

E. 严重的心肺疾病，如心肌梗死的急性期、心力衰竭等

57. 电子肠镜检查后的护理注意事项有（ABCD）。

A. 密切观察生命体征变化

B. 密切观察大便次数及粪便颜色

C. 观察腹部症状和体征

D. 观察肠鸣音是否活跃

58.电子肠镜下治疗有可能出现的并发症有（ABCDE）。

A.肠出血、肠穿孔、肠扭转

B.肠系膜或浆膜撕裂、脾破裂

C.结肠黏膜下气肿或腹膜后气肿

D.心脏骤停、呼吸抑制等

E.结肠扩张、巨结肠

59.电子肠镜检查前3天建议不要食用的食物有（ABCDE）。

A.各类蔬菜

B.粗纤维食物

C.带籽的水果

D.海藻类

E.黑木耳

60.小肠镜检查的禁忌证有（ABCD）。

A.有内镜检查禁忌证

B.急性胰腺炎

C.急性胆道感染

D.腹腔广泛粘连

61.小肠镜术前准备包括（ABCDE）。

A.核对患者信息

B.申请手术间

C.完善相关检查

D.饮食指导

E.心理指导

62.发生小肠穿孔或出血的症状有（ABCDE）。

A.腹痛、腹胀

B.面色苍白

C.大便次数增多，呈黑色

D.心率增快

E.血压下降

63.经口小肠镜检查后有可能出现的并发症有（ABCDE）。

A.咽喉肿痛

B.消化道出血及穿孔

C.腹痛

D.急性胰腺炎

E.肠系膜根部组织撕裂

64. 双气囊小肠镜整个操作系统由（ABCD）组成。

A. 内镜

B. 外套管

C. 气泵

D. 主机

65. 胶囊内镜检查患者的健康教育包括（ABCD）。

A. 嘱患者检查前24h禁烟，以免咳嗽影响肠道蠕动

B. 受检者应着装宽松，以两件套上衣为佳，以利于穿戴图像记录仪

C. 充分评估受检者，肠梗阻患者建议不做胶囊内镜检查，胶囊有无法通过的危险

D. 植入心脏起搏器的患者建议不做胶囊内镜检查，因为心脏起搏器会干扰胶囊的正常工作

66. 胶囊内镜检查常见的并发症有（ABCD）。

A. 胶囊体内滞留

B. 消化道穿孔

C. 出血

D. 梗阻

67. 胶囊内镜检查的禁忌证包括（ABCD）。

A. 胃肠道有明显梗阻、狭窄或瘘管

B. 体内装有起搏器的患者

C. 孕产妇

D. 吞咽困难患者

E. 年龄小于18岁或大于70岁的患者

68. 胶囊内镜检查的注意事项有（ABCD）。

A. 检查前签署胶囊内镜检查知情同意书

B. 记录仪在检查前充满电

C. 受检者在整个检查过程中不能脱下穿戴在身上的图像记录仪

D. 检查过程中患者不能关闭记录仪电源

69. 超声内镜检查术前准备包括（ABCDEFGH）。

A. 充分了解病情

B. 准备脱气水，也可选用蒸馏水，冬天还应注意水温

C. 调试内镜和超声设备以及吸引器、水泵等辅助设备，确认其工作状态

E. 检查水囊位置，水囊是否完好，有无漏水

F. 向患者简要介绍检查过程和意义，以取得患者的充分合作

G. 保持合适的体位，会咽部做局部麻醉，酌情使用镇静药和解痉药

H. 术后应吸尽消化道内积水，2h后可进食软食

70. 超声内镜检查的适应范围有（ABCDEHGHIJ）。

A. 判断消化系统肿瘤侵犯深度

B. 判断有无淋巴结转移

C. 消化道系统肿瘤的复发和放化疗疗效的评价

D. 真性、假性消化道黏膜下隆起病变的鉴别

E. 判断下消化道黏膜下肿瘤的起源和性质

F. 判断食管静脉曲张的程度和栓塞治疗的效果

G. 了解纵隔病变

H. 判断消化性溃疡的病变深度和愈合质量

I. 判断十二指肠壶腹肿瘤，中下段胆总管疾病的诊断，胰腺良恶性病变的诊断性

J. 其他如贲门失弛缓症和炎症性肠病等的诊断

71. 超声内镜检查的主要禁忌证有（ABCDEFG）。

A. 严重心肺功能不全患者

B. 重度高血压患者

C. 胃肠穿孔患者

D. 精神异常不能配合患者

E. 脊柱畸形患者

F. 食管气管瘘患者

G. 消化道大出血患者

72. 超声内镜检查有可能出现的并发症有（ABCDEFG）。

A. 窒息

B. 吸入性肺炎

C. 麻醉意外

D. 器械损伤

E. 出血

F. 穿孔

G. 心脑血管意外

73. 超声内镜检查成败和防治术后并发症的关键是（AB）。

A. 充分的术前准备

B. 妥善的术后处理

C. 患者的心理护理

74. 上消化道超声内镜检查护理的适应证包括（ABCDE）。

A. 食管癌手术前分期

B. 纵隔淋巴结细针穿刺活检

C. 判断黏膜下肿瘤的起源层次及超声特点

D. 胃癌手术前分期

E. 胃淋巴瘤分期

75. 上消化道超声内镜检查的禁忌证包括（ABCDE）。

A. 严重心肺疾病不能耐受内镜检查者

B. 处于休克等危重状态者

C. 疑有胃穿孔者

D. 患有口腔、咽喉、食管及胃部的急性炎症，特别是腐蚀性炎症

E. 不合作的精神病患者或严重智力障碍者

76. ERCP 技术主要包括（ABCDEF）。

A. 胰胆管造影术

B. 胆管、胰管结石碎石取石术

C. 胆管、胰管狭窄扩张术胰管支架置入引流术

D. 十二指肠乳头括约肌切开术及扩张术

E. 鼻胆管、鼻胰管引流术

F. 胆管支架

G. 以上答案均不正确

77. ERCP 适应证包括（AD）。

A. 原因不明的阻塞性黄疸疑有肝外胆道梗阻者

B. 疑有各种胆道疾病如结石、肿瘤、硬化胆管炎等诊断不明者

C. 疑有先天性胆道异常或胆囊术后症状再发者

D. 胰腺疾病如胰腺肿瘤、慢性胰腺炎、胰腺囊肿等

78. ERCP 禁忌证包括（ABCD）。

A. 严重的心、肺、肾功能不全者。

B. 急性胰腺炎或慢性胰腺炎急性发作

C. 严重胆道感染

D. 对碘对比剂过敏

79. ERCP 术前准备下列正确的是（ABCD）。

A. 常规查血常规、凝血功能

B. 右上肢建立静脉通路

C. 术前进行碘过敏试验

D. 行 CT、MRI 等相关性检查

80. ERCP 的护理问题有（ABCD）。

A. 疼痛

B. 营养失调

C. 焦虑

D. 感染

81. ERCP 术后常见的并发症有（ABCD）。

A 消化道出血

B. 急性胰腺炎

C. 急性胆管炎

D. 消化道穿孔

82. 精查胃镜检查患者的注意事项有（ABCD）。

A. 检查前口服祛泡剂，口服后嘱患者变换不同体位，仰卧位、右侧位、俯卧位、左侧卧位各保持 5min，使祛泡剂充分分布在胃内各部位

B. 检查时患者采取左侧卧位，双腿微曲，松开领口及裤带，取下单个活动义齿及眼镜，头部略向后仰，使咽喉部与食管成一直线

C. 放置口垫后嘱患者轻轻咬住，并放置治疗碗和纸巾于患者颌下

D. 检查后嘱患者不要立即进食

83. 精查胃镜检查过程中护士的配合有（ABCD）。

A. 检查前核对患者基本信息及诊疗项目

B. 检查前向患者说明检查目的和大致过程，并交代术中注意事项，解除患者焦虑和恐惧心理，取得合作。协助医生将配制好的染色剂进行喷洒染色

C. 检查中配合医生精准夹取病灶组织，操作同胃镜检查配合流程

D. 检查中和检查后注意观察患者的生命体征

84. 胃壁的构造分为（ABCD）。

A. 浆膜层

B. 肌层

C. 黏膜下层

D. 黏膜层

85. 胃的两个口是（AB）。

A. 贲门

B. 幽门

C. 胃体

D. 胃底

86. 上消化道包括（ABCDE）。

A. 口腔

B. 咽

C. 食管

D. 胃

E. 十二指肠

87. 结肠的主要生理功能包括（ABC）。

A. 吸收水分

B. 储存、转运粪便

C. 分泌碱性黏液，润滑肠黏膜

D. 吸收大部分的营养

88. 胃液包括（ABCDE）。

A. 水

B. 电解质

C. 脂类

D. 蛋白质

E. 多肽激素

89. 十二指肠的组成部位有（ABCD）。

A. 球部

B. 降部

C. 水平部

D. 升部

90. 以下关于贲门失弛缓症说法正确的是（ABC）。

A. 贲门失弛缓症是神经肌肉功能障碍所导致的一种疾病

B. 临床表现为吞咽困难、胸骨后疼痛

C. 因食管下段括约肌失弛缓，食物无法通过而滞留引起

D. 贲门失弛缓症需尽早手术治疗

91. 以下关于直肠的说法正确的是（ABD）。

A. 直肠的主要功能是排便

B. 直肠位于腹腔内

C. 直肠有三个弯曲

D. 直肠全长 10 ~ 15cm

92. 直肠癌早期诊断的方法有（ABCE）。

A. 详细询问病史

B. 粪便潜血试验

C. 直肠指诊

D. X 线

E. 直肠镜检查

93. 消化性溃疡的病因有（ABCDE）。

A. 幽门螺杆菌感染

B. 遗传因素

C. 心理因素

D. 药物因素

E. 胆汁反流

94. 消化性溃疡患者的饮食指导包括（BCDE）。

A. 适量饮酒

B. 少食多餐

C. 清淡为主

D. 避免过冷过热

E. 鼓励制订饮食计划

95. 可以采用高水平消毒的内镜有（ACDE）。

A. 肠镜

B. 脑室镜

C. 直肠镜

D. 支气管镜

E. 胃镜

96. 消毒后的内镜合格标准为（AD）。

A. 细菌总数 <20cfu/ 件

B. 细菌总数 <100cfu/ 件

C. 细菌总数 <50cfu/ 件

D. 不能检出致病菌

E. 细菌总数 <200cfu/ 件

F. 专用流动水清洗消毒槽（四槽或五槽）

97. 必须一用一灭菌并首选压力蒸汽灭菌的内镜附件有（ABCD）。

A. 细胞刷

B. 切开刀

C. 导丝

D. 碎石器

E. 以上都不是

98. 结肠镜检查的适应证有（ABCDE）。

A. 原因不明的慢性腹泻、便血及腹部疼痛，疑有结肠、直肠、末端回肠病变者

B. 钡剂灌肠有可疑病变需进一步明确诊断者

C. 既往患有炎症性肠病、肠息肉等病变的患者，以及结直肠癌术后患者治疗后定期复查

D. 大肠肿瘤的普查

E. 常规体检

99. 经皮内镜引导下胃造口术的适应证有（ABCDE）。

A. 吞咽反射损伤，如脑血管意外、多发性硬化等

B. 耳鼻喉科肿瘤，如口腔癌、食管癌等

C. 肠内营养支持

D. 胃肠减压

E. 痴呆、不愿进食者

100. 无痛胃肠镜检查的禁忌证有（ABCD）。

A. 有镇静药物过敏史

B. 严重的高血压、脑血管和心脏疾病者

C. 胃潴留以及急性上消化道大出血等

D. 孕妇及哺乳期妇女

101. 小肠镜检查的禁忌证有（ABCD）。

A. 严重心、肺功能异常者

B. 有高度麻醉风险者

C. 完全性小肠梗阻者

D. 急性腹膜炎、急性胰腺炎、急性胆道感染、腹腔广泛粘连等

E. 已确诊的小肠病变（如克罗恩病、息肉、血管畸形）等治疗后复查

102. 十二指肠镜检查的适应证有（AB）。

A. 有上消化道症状需做检查以确诊者

B. 疑有上消化道肿瘤者

C. 严重咽喉部疾病、降主动脉瘤患者

D. 各种原因所致休克、昏迷等危重状态

E. 全身情况差、不能耐受检查或全身情况极度衰竭者

103. 十二指肠镜检查的禁忌证有（ABCDE）。

A. 支气管哮喘发作期

B. 严重咽喉部疾病、降主动脉瘤患者

C. 各种原因所致休克、昏迷等危重状态

D. 全身情况差、不能耐受检查或全身情况极度衰竭者

E. 拒绝检查或精神不正常、意识障碍者以及年幼不配合者

104. 经胃镜食管曲张静脉套扎术的适应证有（ABC）。

A. 食管 - 胃底静脉曲张破裂出血或药物止血无效者

B. 食管静脉曲张反复出血，不能耐受外科手术治疗者

C. 既往有食管曲张静脉破裂出血史的预防

D. 患有严重疾病不能耐受胃镜检查者，如严重心肺功能障碍、严重心脑血管疾病、严重咽喉部疾病或高血压患者

E. 各种原因所致休克、昏迷等危重状态

105. 经胃镜食管静脉曲张硬化剂注射的适应证有（ABCDE）。

A. 全身情况差、不能耐受手术者

B. 食管静脉曲张间歇期

C. 食管结合部曲张静脉急性出血需立即止血者

D. 经胃镜食管曲张静脉套扎术后并发大出血，立即用硬化剂注射止血

E. 外科手术后再次出血

106. 下消化道狭窄支架置入术的禁忌证有（BCDE）。

A. 术前过渡性治疗，快速解除梗阻症状

B. 一般情况差，心肺功能不全，不能耐受者

C. 可能有消化道穿孔者

D. 明确有腹腔广泛转移，多节段肠肿瘤

E. 疑有小肠广泛粘连、梗阻

107. 经胃镜食管曲张静脉套扎术术后应避免（ABC）等增加腹内压的因素。

A. 剧烈咳嗽

B. 用力排便

C. 喷嚏

D. 散步

E. 饮水

108. 下列关于抢救车管理规范的措施中正确的是（ABC）。

A. 急救需要时可随时打开

B. 每天检查一次性锁的完好性及锁号

C. 一次性锁疑有损坏应重新核对、清点

D. 抢救车内药物种类、数量不能变更

109. 护士长每月检查抢救车管理规定落实情况并记录，哪些内容是抢救车内呼吸囊管理规范要求（ABCD）。

A. 抢救车内呼吸囊—面罩—储氧袋—连接管必须连好备用

B. 呼吸囊高水平消毒的有效期是一个月

C. 充气面罩为一次性使用，使用前务必确保已经充气；一用一丢弃，不可复用

D. 呼吸囊使用前务必检查单向阀功能，连接各部件是否漏气

110. 早期判断心跳骤停的主要依据是（BCD）。

A. 瞳孔散大

B. 呼吸停止或喘息

C. 脉搏消失

D. 意识丧失伴呼吸停止

E. 面色苍白或发紫

111. 院内成人心脏骤停生存链环节包括（ABCDE）。

A. 心脏骤停前疾病的监测、预防和治疗

B. 立即识别心脏骤停并启动应急反应系统

C. 尽早实施着重于胸外按压的心肺复苏

D. 快速除颤

E. 多学科心脏骤停后治疗

112. 检查呼吸囊的操作时正确的是（ABCD）。

A. 检查球囊，取下单向阀和储气阀，挤压球体，将手松开，球体应很快的自动弹回原状

B. 挤压球囊观察鸭嘴阀的活动

C. 将出气口用手堵住并打开减压阀，挤压球体时，有气体自减压阀溢出，说明减压阀功能良好

D. 将出气口用手堵住并关闭减压阀，挤压球体时，球体不易被压下，说明球体、进气阀、减压阀功能良好

113. 关于医院停电应急处理措施说法正确的是（ABCDE）。

A. 出现停电事件时，所在科室的负责人及工作人员应立即拨打强电系统值班电话

B. 值班处接停电报警电话后，应立即对停电信息进行确认，联系强电系统监管负责人、确认预警等级、做出处理，并做好记录

C. 突发情况按程序报告后，相关负责人 15min 内赶到事发地点，确定预警等级、启动相应应急预案、组织抢救、尽快恢复供电

D. 科室根据预警等级、立即启动该科室专项应急预案

E. 恢复正常供电后，值班人员应做好值班记录，详细注明突发事件的发生时间和处理过程

114. 关于医院停水应急处理措施说法正确的是（ABCDE）。

A. 出现停水事件时，所在科室的负责人及工作人员应立即拨打中央控制室值班电话

B. 中央控制室值班处接停水报告电话后，应立即对停水信息进行确认，并联系水系统监管负责人及后勤办负责人，并做好记录

C. 突发情况按程序报告后，相关负责人迅速赶到事发地点，确定预警等级，启动相应预案、组织抢救、尽快恢复供水

D. 科室根据预警等级、立即启动该科室专项应急预案

E. 配合相关部门调查事故原因，吸取教训

115. 使用呼吸机过程中突遇断电的处理流程（ABCDE）。

A. 使用简易呼吸囊人工通气、通知值班医生、观察病情变化

B. 立即联系相关部门、尽快恢复通电、随时处理紧急情况

C. 遵医嘱给药、来电后重新调整参数后使用呼吸机

D. 准确记录停电经过及患者生命体征

E. 报告护士长，加强交班，报告不良事件

116. 患者坠床／跌倒时，应采取的措施为（BCDE）

A. 立即将患者移至病床或抢救室

B. 立即奔赴现场，同时通知医生

C. 初步了解受伤情况

D. 向上级领导汇报

E. 根据医嘱对症处理

117. 呼吸机突然故障的应急预案叙述正确的是（ABCD）。

A. 值班护士应熟知本中心使用呼吸机患者的病情、科室备用呼吸机的位置及使用方法。每部呼吸机常规配备一个简易呼吸器

B. 严密观察患者的生命体征、面色、血氧饱和度、意识等情况，同时安抚患者及家属

C. 立即通知医师，其他医护人员更换呼吸机，故障呼吸机做好"故障"标识，并通知设备科进行维修

D. 护理人员将呼吸机故障、更换呼吸机过程及患者的生命体征准确记录于护理记录单中

三、是非题

1. 活检钳、异物钳等内镜附件必须一用一灭菌。（√）

2. 细胞刷、切开刀、导丝、碎石器、网篮、造影导管等内镜附件必须一用一灭菌。首选方法是压力蒸汽灭菌。（√）

3. 每日诊疗工作结束，用75%乙醇对消毒后的内镜各管道进行冲洗、干燥，储存于专用洁净柜或镜房内。（√）

4. 采用化学消毒剂浸泡消毒的硬式内镜，消毒后应用流动水冲洗干净，再用无菌纱布擦干。（√）

5. 胃镜和肠镜的清洗、消毒可以在同一清洗设备内进行。（×）

6. 同诊室上消化道、下消化道内镜可以在同时段进行检查。（×）

7. 非全浸式的内镜操作部使用后必须用清水擦拭，再用75%乙醇擦拭消毒。（√）

8. 内镜自动清洗消毒机使用的消毒剂可以为液态，也可以为气态。（√）

9. 灭菌内镜的诊疗环境至少应达到非洁净手术室的要求。（√）

10. 耐湿、耐热附件的灭菌首选压力蒸汽灭菌；不耐热的附件应采用低温灭菌设备或化学灭菌剂浸泡灭菌。（√）

11. 每日诊疗工作开始前，应对当日拟使用的消毒类内镜进行再次消毒、终末漂洗、干燥，方可使用。（√）

12. 与完整黏膜相接触，而不进入人体无菌组织、器官，也不接触破损皮肤、破损黏膜的软式内镜及附属物品、器具可只进行高水平消毒。（√）

13. 内镜手工测漏要取下各类按钮阀门，连接测漏装置并注入压力，将内镜全浸没于水中，用注射器向各管道注水，以排出管道内气体。（√）

14. 内镜漂洗不到位，清洗剂/消毒剂残留，易与有机物、蛋白质结合，导致细菌生物膜形成，不会影响消毒效果。（×）

15. 消化道异物常见鱼刺、枣核、义齿等。（√）

16. 消化道异物严重并发症包括消化道穿孔、黏膜损伤、吸入性肺炎。（√）

17. 胃镜下取异物已成为治疗食管异物的首选方法。（√）

18. 异物取出后需再次进镜，观察周围黏膜损伤情况。（√）

19. 非静脉曲张破裂出血内镜下治疗失败应及时外科手术。（√）

20. 食管-胃底静脉曲张破裂出血的内镜下治疗应积极寻找出血点，没有视野时也不可以改变患者体位。（×）

21. 氩气管使用前检查导管是否有折痕，保持管内干燥。（√）

22. 氩气管连接后可直接进行电凝治疗。（×）

23. 氩气管应贴紧病灶黏膜，以保证治疗效果。（×）

24. EMR使用圈套器，连接高频电设备后，应快速收紧圈套器，切除病变。（×）

25. EMR术后若禁食时间较长，可酌情静脉补液，防止低血糖及电解质紊乱的发生。（√）

26. ESD手术过程中应使用CO_2泵代替空气泵。（√）

27. 胃肠道染色用0.4%靛胭脂溶液。（√）

28. 出血和穿孔是ESD的主要并发症（√）

29. ESD术后整理手术用物，用消毒湿巾擦拭主机、治疗车及一切有可能被污染的地方。诊疗单元做好终末消毒，其他按照医疗垃圾管理规范处理。（√）

30. 使用球囊扩张导管进行食管术后狭窄扩张时，应缓慢加压，减少狭窄处损伤及穿孔的可能。（√）

31. 使用球囊扩张导管进行食管术后狭窄扩张时，患者一定会感到疼痛，只需安慰，继续扩张到所要的直径。（×）

32. 食管狭窄扩张术过程可反复多次，直至扩张效果满意。（√）

33. 食管支架释放支架时应遵循"边放边拉"原则，先满足远端，远端张开后边释放边往近端牵拉，对近端准确定位后再完全释放。（√）

34. 食管支架置入后即可进流质食物。（×）

35. 食管支架置入时护士松开安全帽，应抓住时机，迅速退出置入器外套管将支架完全释放。（×）

36. 食管支架发生位移，可试行胃镜下调整支架位置。无法调整，可再次重叠放置。（√）

37. 隧道口选择距离 SMT 口侧 3 ~ 5cm 处食管或胃黏膜做切口切开。（√）

38. STER 的手术步骤包含定位、选择隧道口位置、建立隧道、剥离取出瘤体、关闭隧道。（√）

39. STER 隧道口一般为纵行切口。（√）

40. STER 剥离瘤体时，无需避免浆膜层损伤，因为最终要关闭隧道口。（×）

41. STER 术中严密观察生命体征、保持呼吸道通畅、注意有无穿孔现象。（√）

42. POEM 术前可胃镜下清除食道内残留物，避免影响视野及麻醉后误吸和感染的可能。（√）

43. POEM 隧道建立的原则是长度可保证足够空间进行肌层充分切开。（√）

44. POEM 肌切开的程度为由浅而深切断所有肌束。（×）

45. POEM 封闭隧道入口时，金属夹间距离不宜太远，防止食物、黏液等流入，引起术后感染。（√）

46. EUS-FNA 穿刺前，护士安装穿刺针并缩回，滑环锁在"0"的位置。（√）

47. EUS-FNA 穿刺针刺入病灶后，直接拔出针芯，呈圆形盘曲后放于治疗巾中。（×）

48. EUS-FNA 穿出的组织条尽快放入固定液中，防止组织自溶。（√）

49. EUS-FNA 术后应监测患者生命体征及有无腹痛、腹胀、出血、发热等临床表现，早期发现出血、穿孔、急性胰腺炎征象。（√）

50. 有研究证实可乐作为一线治疗药物对植物性胃石症的安全性与有效性。（√）

51. 毛发性结石因碎石困难建议手术治疗。（√）

52. 胃石症者可给予 PPI、碳酸氢钠口服，尽量保持胃内的中性环境，避免给予铝镁制剂及果胶铋等胶状制剂，因为不利于结石的溶解。（√）

53. 如鼻肠管在胃内成袢，用异物钳夹住营养管头端，轻柔推送鼻肠管至十二指肠降段，松开异物钳。（√）

54. 鼻肠管管道的体外部分应在鼻翼及脸颊做好二次固定，测量管道体外部分的长度，并做好记录。（√）

55. 恶心、呕吐、腹泻、腹胀是鼻肠管置入术后最常见的并发症，发生率高达

90%。(×)

56. 误吸是鼻肠管置入术后最严重的并发症。(√)

57. 患者鼻肠管置入术后如观察腹胀明显且胃区听诊有振水音，应使患者取半卧位 30° ~ 60° 。(√)

58. ERCP 对比剂推注速度以 0.2 ~ 0.6mL/s 为宜，压力不宜过大，以免过度充盈致胆管内压力升高，引起胆管炎和脓毒血症。(√)

59. ERCP 取石在取石网篮将较大结石取出后，对于细沙样碎石或肝管结石采用球囊取出。(√)

60. 胃造口术后管饲喂养前后均应用至少 25mL 无菌生理盐水或灭菌水冲洗管道，且应每天冲洗两次以防止管道阻塞。(√)

61. 为避免包埋综合征的发生，胃造口时建议在管外卡口和腹壁间留有 0.5cm 的距离，以减少内垫片对胃黏膜的压力。(√)

62. 吸入性肺炎不是胃造口的并发症。(×)

63. 拔除胃造口管后第一天最好不进食，第二天从少量清淡流质食物开始，逐渐过渡到正常饮食及逐渐增加进食量，防止过早、过量进食而影响造口的愈合。(√)

64. 内镜下治疗注射针针头伸出状态时，勿将注射针从内镜中抽出。否则，可能会损坏内镜。(√)

65. 胃镜能顺次的、清晰地观察食管、胃、十二指肠球部甚至降部的黏膜状态，而且可以进行活体的病理学和细胞学检查的过程。(√)

66. 肠镜检查前，应按要求口服清洁剂清洗肠道，一般在 2h 内排净，直至排出的大便为清水或淡黄水不带粪渣时方可检查。(√)

67. 肠镜检查进镜之前行直肠指诊涂润滑剂，双人肠镜遵循"循腔进镜"，普通检查患者指导检查过程中深呼吸，切勿乱动身体，以减少腹胀、腹痛等情况。(√)

68. 小肠镜检查后患者出现腹痛怀疑肠穿孔时可继续观察，不必联系外科手术。(×)

69. 双气囊小肠镜检查前无需肠道准备。(×)

70. 无痛肠镜检查后患者可自行开车回家。(×)

71. 双气囊小肠镜可经口或肛门进镜，通过外套管气囊与小肠镜头端气囊的交替膨胀和收缩固定小肠管壁，同时通过外套管和小肠镜的交替插入，以及充气气囊外套管的收拉等操作，将小肠远侧肠段牵拉到近侧以检查小肠病变。(√)

72. 小肠是消化系统最长的器官。(√)

73. 小肠镜检查开始进镜前两个气囊均不注气。(√)

74. 胶囊内镜检查患者若出现难以解释的腹痛、呕吐等肠道梗阻症状或检查后 72h 仍不能确定胶囊是否在体内时，应及时联系医生，必要时行 X 线检查。(√)

75. 磁控胶囊胃镜检查者检查结束后即可进食。（√）

76. 只要体内装有心脏起搏器，就不能进行磁控胶囊内镜检查。（×）

77. 胶囊胃镜排出前能做 CT 检查。（√）

78. 胶囊胃镜检查前一日晚 8 点后至检查前不能饮用有色饮料。（√）

79. 超声内镜检查不可用于消化道黏膜下病变的诊断、对消化道肿瘤进行术前分期诊断、对胰腺胆道疾病的诊断。（×）

80. 超声内镜不仅要求操作医师应当具备相当的内镜、超声影像及解剖学知识，同时需要专业的内镜护士运用护理程序解决患者术前、术中、术后出现的护理问题。（√）

81. 鼻胆引流管是否通畅要观察口咽部外引流管可见部分，是否盘曲、打折。（√）

82. 胃位于膈下，上接食管，下通小肠。（√）

83. 胃肠道主要受中枢神经系统、肠神经系统双重支配，肠神经系统虽然受中枢神经系统的调控，但它有独立的反射弧，具有整合功能。（√）

84. 幽门是整个消化道中最窄的部分。（√）

85. 回盲瓣不能阻止大肠内容物反流入小肠，但能控制食物进入大肠的速度。（×）

86. 齿状线为直肠与肛管的交界处。（√）

87. 肛管的长度为 3 ～ 4cm。（√）

88. 既往患有溃疡病、胃息肉、萎缩性胃炎及胃手术术后患者治疗后定期复查胃镜。（√）

89. 结肠镜检查嘱患者取左侧卧位，双腿屈曲，腹部放松，尽量保持身体不要摆动。（√）

90. 严重鼾症、过度肥胖是无痛胃肠镜检查的适应证。（×）

91. 女性患者月经期间可以做肠镜检查。（×）

92. 无痛胃镜检查前 8h 禁食。（√）

93. 高血压患者需提前服药，血压稳定后方可检查。（√）

94. 十二指肠镜检查常用于诊断胰管开口处的病变，如结石、狭窄、肿瘤等，并可取组织做病理学检查。（√）

95. 胶囊内镜是通过口服内置摄像与信息传输装置的智能胶囊，可以窥探人体消化道的健康状况，用来进行消化系统疾病的诊断。（√）

96. 确认胶囊内镜进入小肠 1h 后可进食少量馒头、面包。（×）

97. 高频电切除指利用高频电流产生热效应使组织蛋白及血管发生凝固，达到息肉切除效果的治疗技术。（√）

98. 近期有服用抗凝、抗血小板聚集的药物时，需停药 3 天以上才能进行经内镜黏膜下剥离术。（×）

99. 经内镜黏膜下剥离术是指在内镜黏膜下注射的基础上将病变黏膜从黏膜下层完整剥离的技术。（ √ ）

100. 上消化道狭窄内镜下治疗主要有上消化道狭窄扩张术和上消化道狭窄金属支架置入术，指利用内镜在梗阻或狭窄的上消化道放置扩张器或支架以重建上消化道通畅功能的技术。（ √ ）

101. 上消化道狭窄扩张术后应避免进食大块、干硬、过冷、过热食物，少进食油腻或刺激性强的食物。（ √ ）

102. 鼻饲每次注食量最多不超过 400mL。（ × ）

103. 经胃镜食管静脉曲张硬化剂注射和内镜下组织胶注射可以消除静脉曲张，有效预防和减少曲张静脉出血。（ √ ）

104. 无痛胃镜检查前向患者详细讲解检查目的、方法、注意事项，解除其顾虑，取得配合。嘱患者检查前 2h 禁水。（ × ）

105. 食管静脉曲张套扎治疗后的患者在 48h 内均有不同程度的吞咽不适、哽噎感、胸骨后隐痛不适，一般无需特殊处理可自行缓解，必要时给予解痉药和镇痛药。（ √ ）

106. 胃造口术术后 10 天内每天用络合碘消毒伤口，用无菌纱布覆盖，每天换药一次。（ × ）

107. 经皮内镜引导下胃造口术者，每次注食温度为 40 ～ 45℃。（ × ）

108. 高频电切除和氩气刀切除法术后 4h 后进食温凉流质食物或半流质食物 2 ～ 3 天，忌食热或粗纤维的食物 3 ～ 5 天。（ √ ）

109. 无痛胃肠镜检查后患者需有人员陪同，检查后 48h 内不得驾车、骑车、从事高空作业及操作机器等。（ × ）

110. 胶囊内镜检查作为一种新型无创检查手段，操作简便，具有较高安全性，不会出现交叉感染等情况。（ √ ）

111. 若测漏过程中发现内镜漏水，应根据气泡的大小鉴别是大漏还是小漏，如果大漏用中水平消毒剂擦拭外表面后送修。（ √ ）

112. 若测漏过程中发现内镜漏水，应根据气泡的大小鉴别是大漏还是小漏。如果是小漏除了用中水平消毒剂擦拭外表面，还可以带着测漏仪持续正压下按洗消流程清洗消毒后报修。（ √ ）

113. 内镜诊疗室应配备手卫生装置，采用手触式水龙头。（ × ）

114. 内镜清洗消毒流程应做到由污到洁，应将操作规程以文字或图片方式张贴在清洗消毒室适当位置。（ √ ）

115. 内镜储存柜（库）应每周清洁消毒一次，遇污染时应随时清洁消毒。（ √ ）

116. 胆道塑料支架长度一般选取阻塞上部与乳头的距离再加 3cm。（ × ）

四、填空题

1. 经皮内镜引导下胃造口术每次注食量最多不超过 <u>200</u>mL，温度为 <u>38 ~ 40</u>℃，管饲前后用 30mL 温水冲管，以保持造口管的通畅。

2. 无痛胃镜检查前嘱患者检查前 <u>8</u>h 禁食、<u>4</u>h 禁水禁烟。

3. 无痛胃肠镜检查后患者需有人员陪同，检查后 <u>24</u>h 内不得驾车、骑车、从事高空作业及操作机器等。

4. 胶囊内镜检查前嘱患者检查前 <u>72</u>h 勿做钡餐或钡灌肠检查，以免钡剂残留影响检查结果。

5. 胶囊内镜检查需详细观察记录患者的 <u>排便</u> 情况，观察胶囊是否排出。一般胶囊内镜 <u>8 ~ 72</u>h 后随粪便排出，若患者出现腹痛、恶心、呕吐等症状或不能确定胶囊是否排出体外的情况下可行腹部 <u>X 线</u> 检查进行确认。

6. 经胃镜食管曲张静脉套扎术，术后卧床休息 <u>24</u>h，避免 <u>剧烈咳嗽、用力排便</u> 等增加腹内压的因素。

7. 经内镜下逆行胰胆管造影术（ERCP）留置鼻胆管的梗阻性黄疸患者，应妥善固定管道，防止折叠、受压，密切观察、记录引流管内引流物颜色、性状、量。遵医嘱予抑酸药及抑制胰腺分泌的药物，按时复查 <u>血常规</u> 及 <u>血淀粉酶</u>。

8. 经皮内镜引导下胃造口术，术后禁食 <u>24</u>h 后可经瘘管注入 0.9% 氯化钠注射液 50mL，观察瘘管是否通畅，若无异常，术后第二天即可经瘘管注入胃肠营养液或流质食物，管饲前要确认管道是否在胃内。

9. 胃造口术术后 10 天内 <u>每天</u> 用络合碘消毒伤口，用无菌纱布覆盖，<u>隔天</u> 换药一次。

10. 无痛胃镜检查前，患有高血压、冠心病、糖尿病、哮喘、支气管炎、支气管扩张症、肺气肿、鼾症的患者需麻醉师进一步评估后再决定，<u>高血压</u>患者需提前服药，血压稳定后方可检查。

11. 结肠镜检查是完善 <u>直肠、乙状结肠、降结肠、横结肠</u>、升结肠以及回盲部各个部位的观察，并可取组织做病理学检查。

12. 在胃镜下，可以直接观察食管、胃、十二指肠黏膜病变情况，并可取组织做病理学检查。

13. 胃息肉切除术后患者需休息 <u>3 ~ 5</u> 天，进食温凉的流质或半流质食物 <u>2 ~ 3</u> 天，忌食热或粗纤维食物 <u>3 ~ 5</u> 天。

14. 肠镜检查后 <u>3</u> 天进少渣食物。

15. 十二指肠镜检查是一种利用纤维内镜检查十二指肠疾病的方法。常用于诊断胰管开口处的病变，如 <u>结石、狭窄、肿瘤</u> 等，并可取组织做病理学检查。

16. 胶囊内镜检查确定胶囊工作正常后，用 <u>50 ~ 100mL</u> 水送服胶囊，吞服后需确认是否进入胃内。

17. 经内镜下取上消化道异物的方法具有<u>简便、安全性高、痛苦小、费用低、并发症少</u>等优点，是一种治疗上消化道异物较好的方法。

18. 套扎后的患者在 48h 内均有不同程度的<u>吞咽不适、哽噎感、胸骨后隐痛不适</u>，一般无需特殊处理可自行缓解，必要时给予解痉药和镇痛药。

19. 内镜逆行胰胆管造影术如出现<u>腹痛、发热、黄疸</u>等情况立即报告医生。

20. 胃造口术后注食过程中尽可能抬高患者床头，使患者处于半卧位或坐位，保持坐位或半卧位 <u>30 ~ 60min</u>，减少误吸的危险。

21. 目前常用内镜灭菌方法有<u>环氧乙烷灭菌、化学消毒剂浸泡</u>两种方法。

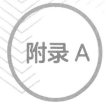

附录 A ▶▶ **软式内镜清洗消毒技术规范**

1 范围

本标准规定了软式内镜清洗消毒相关的管理要求、布局及设施、设备要求、清洗消毒操作规程、监测与记录等内容。

本标准适用于开展软式内镜诊疗工作的医疗机构。

注：本标准中的"内镜"系指软式内镜。

2 规范性引用文件

下列文件对于本文件的应用是必不可少的。凡是注日期的引用文件，仅注日期的版本适用于本文件。凡是不注日期的引用文件，其最新版本（包括所有的修改单）适用于本文件。

GB 5749　生活饮用水卫生标准

GB 15982　医院消毒卫生标准

GB 28234　酸性氧化电位水生成器安全与卫生标准

GB 30689　内镜自动清洗消毒机卫生要求

WS/T 311　医院隔离技术规范

WS/T 313　医务人员手卫生规范

WS/T 367　医疗机构消毒技术规范

3 术语和定义

下列术语和定义适用于本文件。

3.1

软式内镜　flexible endoscope

用于疾病诊断、治疗的可弯曲的内镜。

附录引自 NS 507—2016《软式内镜消毒技术规范》。

3.2

清洗 cleaning

使用清洗液去除附着于内镜的污染物的过程。

3.3

漂洗 rinsing

用流动水冲洗清洗后内镜上残留物的过程。

3.4

终末漂洗 final rinsing

用纯化水或无菌水对消毒后的内镜进行最终漂洗的过程。

3.5

清洗液 cleaning solution

按照产品说明书,将医用清洗剂加入适量的水配制成使用浓度的液体。

4 管理要求

4.1 医疗机构的管理要求

4.1.1 有条件的医院宜建立集中的内镜诊疗中心 (室),负责内镜诊疗及清洗消毒工作。

4.1.2 内镜的清洗消毒也可由消毒供应中心负责,遵循本标准开展工作。

4.1.3 应将内镜清洗消毒工作纳入医疗质量管理,制定和完善内镜诊疗中心 (室) 医院感染管理和内镜清洗消毒的各项规章制度并落实,加强监测。

4.1.4 护理管理、人事管理、医院感染管理、设备及后勤管理等部门,应在各自职权范围内,对内镜诊疗中心 (室) 的管理履行以下职责:

(1) 根据工作量合理配置内镜诊疗中心 (室) 的工作人员。

(2) 落实岗位培训制度。将内镜清洗消毒专业知识和相关医院感染预防与控制知识纳入内镜诊疗中心 (室) 人员的继续教育计划。

(3) 对内镜诊疗中心 (室) 清洗、消毒、灭菌工作和质量监测进行指导和监督,定期进行检查与评价。

(4) 发生可疑内镜相关感染时,组织、协调内镜诊疗中心 (室) 和相关部门进行调查分析,提出改进措施。

(5) 对内镜诊疗中心 (室) 新建、改建与扩建的设计方案进行卫生学审议;对清洗、消毒与灭菌设备的配置与质量指标提出意见。

(6) 负责设备购置的审核 (合格证、技术参数) ;建立对厂家设备安装、检修的质量审核、验收制度;专人负责内镜诊疗中心 (室) 设备的维护和定期检修,并建立设备档案。

(7) 保障内镜诊疗中心 (室) 的水、电、压缩空气的供给和质量,定期进行设施、管道的维护和检修。

4.2 内镜诊疗中心（室）的管理要求

4.2.1 应建立健全岗位职责、清洗消毒操作规程、质量管理、监测、设备管理、器械管理、职业安全防护、继续教育和培训等管理制度和突发事件的应急预案。

4.2.2 应有相对固定的专人从事内镜清洗消毒工作，其数量与本单位的工作量相匹配。

4.2.3 应指定专人负责质量监测工作。

4.2.4 工作人员进行内镜诊疗或者清洗消毒时，应遵循标准预防原则和 WS/T 311 的要求做好个人防护，穿戴必要的防护用品。不同区域人员防护着装要求见附表1。

4.2.5 内镜诊疗中心（室）的工作人员应接受与其岗位职责相应的岗位培训和继续教育，正确掌握以下知识与技能：

（1）内镜及附件的清洗、消毒、灭菌的知识与技能；

（2）内镜构造及保养知识；

（3）清洗剂、消毒剂及清洗消毒设备的使用方法；

（4）标准预防及职业安全防护原则和方法；

（5）医院感染预防与控制的相关知识。

5 布局及设施、设备要求

5.1 基本要求

5.1.1 内镜诊疗中心（室）应设立办公区、患者候诊室（区）、诊疗室（区）、清洗消毒室（区）、内镜与附件储存库（柜）等，其面积应与工作需要相匹配。

5.1.2 应根据开展的内镜诊疗项目设置相应的诊疗室。

5.1.3 不同系统（如呼吸、消化系统）软式内镜的诊疗工作应分室进行。

5.2 内镜诊疗室

5.2.1 诊疗室内的每个诊疗单位应包括诊查床1张、主机（含显示器）、吸引器、治疗车等。

5.2.2 软式内镜及附件数量应与诊疗工作量相匹配。

5.2.3 灭菌内镜的诊疗环境至少应达到非洁净手术室的要求。

5.2.4 应配备手卫生装置，采用非手触式水龙头。

5.2.5 应配备口罩、帽子、手套、护目镜或防护面罩等。

5.2.6 注水瓶内的用水应为无菌水，每天更换。

5.2.7 宜采用全浸泡式内镜。

5.2.8 宜使用一次性吸引管。

5.3 清洗消毒室

5.3.1 应独立设置。

5.3.2 应保持通风良好。

5.3.3 如采用机械通风,宜采取"上送下排"方式,换气次数宜≥ 10 次 /h,最小新风量宜达到 2 次 /h。

5.3.4 清洗消毒流程应做到由污到洁,应将操作规程以文字或图片方式在清洗消毒室适当的位置张贴。

5.3.5 不同系统 (如呼吸、消化系统) 软式内镜的清洗槽、内镜自动清洗消毒机应分开设置和使用。

5.3.6 应配有以下设施、设备:

(1)清洗槽。手工清洗消毒操作还应配备漂洗槽、消毒槽、终末漂洗槽。

(2)全管道灌流器。

(3)各种内镜专用刷。

(4)压力水枪。

(5)压力气枪。

(6)测漏仪器。

(7)计时器。

(8)内镜及附件运送容器。

(9)低纤维絮且质地柔软的擦拭布、垫巾。

(10)手卫生装置,采用非手触式水龙头。

5.3.7 宜配备动力泵 (与全管道灌流器配合使用)、超声波清洗器。

5.3.8 宜配备内镜自动清洗消毒机。

5.3.9 内镜自动清洗消毒机相关要求应符合 GB 30689 的规定,主要包括:

(1)应具备清洗、消毒、漂洗、自身消毒功能;

(2)宜具备测漏、水过滤、干燥、数据打印等功能。

5.3.10 灭菌设备:用于内镜灭菌的低温灭菌设备应符合国家相关规定。

5.3.11 清洗消毒室的耗材应满足以下要求:

(1)水:应有自来水、纯化水、无菌水。自来水水质应符合 GB 5749 的规定。纯化水应符合 GB 5749 的规定,并应保证细菌总数≤ 10 cfu/100mL ;生产纯化水所使用的滤膜孔径应≤ 0.2μm,并定期更换。无菌水为经过灭菌工艺处理的水。必要时对纯化水或无菌水进行微生物学检测。

(2)压缩空气:应为清洁压缩空气。

(3)医用清洗剂应满足以下要求:

① 应选择适用于软式内镜的低泡医用清洗剂;

② 可根据需要选择特殊用途的医用清洗剂,如具有去除生物膜作用的医用清

洗剂。

（4）医用润滑剂：应为水溶性，与人体组织有较好的相容性，不影响灭菌介质的穿透性和器械的机械性能。

（5）消毒剂应满足以下要求：

① 应适用于内镜且符合国家相关规定，并对内镜腐蚀性较低；

② 可选用邻苯二甲醛、戊二醛、过氧乙酸、二氧化氯、酸性氧化电位水、复方含氯消毒剂，也可选用其他消毒剂；

③ 部分消毒剂使用方法见附表2；

④ 酸性氧化电位水应符合 GB 28234 的规定。

（6）灭菌剂应满足以下要求：

① 应适用于内镜且符合国家相关规定，并对内镜腐蚀性较低；

② 可选用戊二醛、过氧乙酸，也可选用其他灭菌剂；

③ 部分灭菌剂使用方法见附表2。

（7）消毒剂浓度测试纸：应符合国家相关规定。

（8）干燥剂：应配备 75% ~ 95% 乙醇或异丙醇。

5.3.12　个人防护用品：应配备防水围裙或防水隔离衣、医用外科口罩、护目镜或防护面罩、帽子、手套、专用鞋等。

5.4　内镜与附件储存库（柜）

内表面应光滑、无缝隙，便于清洁和消毒，与附件储存库（柜）应通风良好，保持干燥。

6　清洗消毒操作规程

6.1　基本原则

6.1.1　所有软式内镜每次使用后均应进行彻底清洗和高水平消毒或灭菌。

6.1.2　软式内镜及重复使用的附件、诊疗用品应遵循以下原则进行分类处理：

（1）进入人体无菌组织、器官，或接触破损皮肤、破损黏膜的软式内镜及附件应进行灭菌；

（2）与完整黏膜相接触，而不进入人体无菌组织、器官，也不接触破损皮肤、破损黏膜的软式内镜及附属物品、器具，应进行高水平消毒；

（3）与完整皮肤接触而不与黏膜接触的用品宜低水平消毒或清洁。

6.1.3　内镜清洗消毒应遵循以下流程（见附图1）。

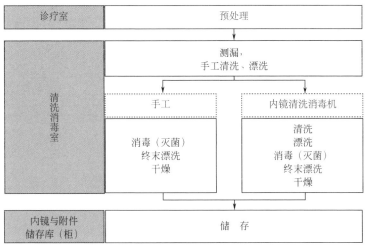

附图 1 软式内镜清洗消毒流程

6.1.4 注意事项如下：

（1）内镜使用后应按以下要求测漏

① 宜每次清洗前测漏；

② 条件不允许时，应至少每天测漏 1 次。

（2）内镜消毒或灭菌前应进行彻底清洗。

（3）清洗剂和消毒剂的作用时间应遵循产品说明书。确诊或疑似分枝杆菌感染患者使用过的内镜及附件，其消毒时间应遵循产品的使用说明。

（4）消毒后的内镜应采用纯化水或无菌水进行终末漂洗，采用浸泡灭菌的内镜应采用无菌水进行终末漂洗。

（5）内镜应储存于清洁、干燥的环境中。

（6）每日诊疗工作开始前，应对当日拟使用的消毒类内镜进行再次消毒、终末漂洗、干燥后，方可用于患者诊疗。

6.2 手工操作流程

6.2.1 预处理流程如下：

（1）内镜从患者体内取出后，在与光源和视频处理器拆离之前，应立即用含有清洗液的湿巾或湿纱布擦去外表面污物，擦拭用品应一次性使用；

（2）反复送气与送水至少 10s；

（3）将内镜的先端置入装有清洗液的容器中，启动吸引功能，抽吸清洗液直至其流入吸引管；

（4）盖好内镜防水盖；

（5）放入运送容器，送至清洗消毒室。

6.2.2 测漏流程如下：

（1）取下各类按钮和阀门；

（2）连接好测漏装置，并注入压力；

（3）将内镜全浸没于水中，使用注射器向各个管道注水，以排出管道内气体；

（4）首先向各个方向弯曲内镜先端，观察有无气泡冒出；再观察插入部、操作部、连接部等部分是否有气泡冒出；

（5）如发现渗漏，应及时保修送检；

（6）测漏情况应有记录；

（7）也可采用其他有效的测漏方法。

6.2.3 清洗流程如下：

（1）在清洗槽内配制清洗液，将内镜、按钮和阀门完全浸没于清洗液中。

（2）用擦拭布反复擦洗镜身，应重点擦洗插入部和操作部。擦拭布应一用一更换。

（3）刷洗软式内镜的所有管道，刷洗时应两头见刷头，并洗净刷头上的污物；反复刷洗至没有可见污染物。

（4）连接全管道灌流器，使用动力泵或注射器将各管道内充满清洗液，浸泡时间应遵循产品说明书。

（5）刷洗按钮和阀门，适合超声清洗的按钮和阀门应遵循生产厂家的使用说明进行超声清洗。

（6）每清洗 1 条内镜后清洗液应更换。

（7）将清洗刷清洗干净，高水平消毒后备用。

6.2.4 漂洗流程如下：

（1）将清洗后的内镜连同全管道灌流器、按钮、阀门移入漂洗槽内；

（2）使用动力泵或压力水枪充分冲洗内镜各管道至无清洗液残留；

（3）用流动水冲洗内镜的外表面、按钮和阀门；

（4）使用动力泵或压力气枪向各管道充气至少 30s，去除管道内的水分；

（5）用擦拭布擦干内镜外表面、按钮和阀门，擦拭布应一用一更换。

6.2.5 消毒（灭菌）流程如下：

（1）将内镜连同全管道灌流器，以及按钮、阀门移入消毒槽，并全部浸没于消毒液中；

（2）使用动力泵或注射器，将各管道内充满消毒液，消毒方式和时间应遵循产品说明书；

（3）更换手套，向各管道至少充气 30s，去除管道内的消毒液；

（4）使用灭菌设备对软式内镜灭菌时，应遵循设备使用说明书。

6.2.6 终末漂洗流程如下：

（1）将内镜连同全管道灌流器，以及按钮、阀门移入终末漂洗槽；

（2）使用动力泵或压力水枪，用纯化水或无菌水冲洗内镜各管道至少 2min，直至无消毒剂残留；

（3）用纯化水或无菌水冲洗内镜的外表面、按钮和阀门；

（4）采用浸泡灭菌的内镜应在专用终末漂洗槽内使用无菌水进行终末漂洗；

（5）取下全管道灌流器。

6.2.7 干燥流程如下：

（1）将内镜、按钮和阀门置于铺设无菌巾的专用干燥台。无菌巾应每 4 h 更换 1 次。

（2）用 75% ~ 95% 乙醇或异丙醇灌注所有管道。

（3）使用压力气枪，用洁净压缩空气向所有管道充气至少 30s，至其完全干燥。

（4）用无菌擦拭布、压力气枪干燥内镜外表面、按钮和阀门。

（5）安装按钮和阀门。

6.3 内镜清洗消毒机操作流程

6.3.1 使用内镜清洗消毒机前应先遵循 6.2.1、6.2.2、6.2.3、6.2.4 的规定对内镜进行预处理、测漏、清洗和漂洗。

6.3.2 清洗和漂洗可在同一清洗槽内进行。

6.3.3 内镜清洗消毒机的使用应遵循产品使用说明。

6.3.4 无干燥功能的内镜清洗消毒机，应遵循 6.2.7 的规定进行干燥。

6.4 复用附件的清洗消毒与灭菌

6.4.1 附件使用后应及时浸泡在清洗液里或使用保湿剂保湿，如为管腔类附件应向管腔内注入清洗液。

6.4.2 附件的内外表面及关节处应仔细刷洗，直至无可见污染物。

6.4.3 采用超声清洗的附件，应遵循附件的产品说明书使用医用清洗剂进行超声清洗。清洗后用流动水漂洗干净，干燥。

6.4.4 附件的润滑应遵循生产厂家的使用说明。

6.4.5 根据 6.1.2 选择消毒或灭菌方法：

（1）耐湿、耐热附件的消毒

① 可选用热力消毒，也可采用消毒剂进行消毒；

② 消毒剂的使用方法应遵循产品说明书；

③ 使用消毒剂消毒后，应采用纯化水或无菌水漂洗干净，干燥备用。

（2）耐湿、耐热附件的灭菌首选压力蒸汽灭菌；不耐热的附件应采用低温灭菌设备或化学灭菌剂浸泡灭菌，采用化学灭菌剂浸泡灭菌后应使用无菌水漂洗干净，干燥备用。

6.5 储存

6.5.1 内镜干燥后应储存于内镜与附件储存库 (柜) 内，镜体应悬挂，弯角固定钮应置于自由位，并将取下的各类按钮和阀门单独储存。

6.5.2 内镜与附件储存库（柜）应每周清洁消毒 1 次，遇污染时应随时清洁消毒。

6.5.3 灭菌后的内镜、附件及相关物品应遵循无菌物品储存要求进行储存。

6.6 设施、设备及环境的清洁消毒

6.6.1 每日清洗消毒工作结束，应对清洗槽、漂洗槽等彻底刷洗，并采用含氯消毒剂、过氧乙酸或其他符合国家相关规定的消毒剂进行消毒。

6.6.2 每次更换消毒剂时，应彻底刷洗消毒槽。

6.6.3 每日诊疗及清洗消毒工作结束后，应对内镜诊疗中心（室）的环境进行清洁和消毒处理。

7 监测与记录

7.1 内镜清洗质量监测

7.1.1 应采用目测方法对每件内镜及其附件进行检查。内镜及其附件的表面应清洁、无污渍。清洗质量不合格的，应重新处理。

7.1.2 可采用蛋白残留测定、ATP 生物荧光测定等方法，定期监测内镜的清洗效果。

7.2 使用中的消毒剂或灭菌剂监测

7.2.1 浓度监测

7.2.1.1 应遵循产品使用说明书进行浓度监测。

7.2.1.2 产品说明书未写明浓度监测频率的，一次性使用的消毒剂或灭菌剂应每批次进行浓度监测；重复使用的消毒剂或灭菌剂配制后应测定一次浓度，每次使用前进行监测；消毒内镜数量达到规定数量的一半后，应在每条内镜消毒前进行测定。

7.2.1.3 酸性氧化电位水应在每次使用前，应在使用现场酸性氧化电位水出水口处，分别测定 pH 和有效氯浓度。

7.2.2 染菌量监测

每季度应监测 1 次，监测方法应遵循 WS/T 367 的规定。

7.3 内镜消毒质量监测

7.3.1 消毒内镜应每季度进行生物学监测。监测采用轮换抽检的方式，每次按 25% 的比例抽检。内镜数量少于等于 5 条的，应每次全部监测；多于 5 条的，每次监测数量应不低于 5 条。

7.3.2 监测方法应遵循 GB 15982 的规定，消毒合格标准：菌落总数 ≤ 20 cfu/件。

7.3.3 当怀疑医院感染与内镜诊疗操作相关时，应进行致病性微生物检测，方

法应遵循 GB 15982 的规定。

7.4 内镜清洗消毒机的监测

7.4.1 内镜清洗消毒机新安装或维修后，应对清洗消毒后的内镜进行生物学监测，监测合格后方可使用。

7.4.2 内镜清洗消毒机的其他监测，应遵循国家的有关规定。

7.5 手卫生和环境消毒质量监测

7.5.1 每季度应对医务人员手消毒效果进行监测，监测方法应遵循 WS/T 313 的规定。

7.5.2 每季度应对诊疗室、清洗消毒室的环境消毒效果进行监测，监测方法应遵循 WS/T 367 的规定。

7.6 质量控制过程的记录与可追溯要求

7.6.1 应记录每条内镜的使用及清洗消毒情况，包括：诊疗日期、患者标识与内镜编号 (均应具唯一性)、清洗消毒的起止时间以及操作人员姓名等。

7.6.2 应记录使用中消毒剂浓度及染菌量的监测结果。

7.6.3 应记录内镜的生物学监测结果。

7.6.4 宜留存内镜清洗消毒机运行参数打印资料。

7.6.5 应记录手卫生和环境消毒质量监测结果。

7.6.6 记录应具有可追溯性，消毒剂浓度监测记录的保存期应 ≥ 6 个月，其他监测资料的保存期应 ≥ 3 年。

附表1 内镜诊疗中心（室）不同区域人员防护着装要求

区域	防护着装						
	工作服	手术帽	口罩	手套	护目镜或面罩	防水围裙或防水隔离衣	专用鞋
诊疗室	√	√	√	√	△		
清洗消毒室	√	√	√	√	√	√	√

注：√应使用，△宜使用。

附表 2　部分消毒（灭菌）剂使用方法

消毒（灭菌）剂	高水平消毒及灭菌参数	使用方法	注意事项
邻苯二甲醛（OPA）	浓度：0.55%(0.5% ～ 0.6%) 时间：消毒 ≥ 5min	1. 内镜清洗消毒机 2. 手工操作：消毒液应注满各管道，浸泡消毒	1. 易使衣服、皮肤、仪器等染色 2. 接触蒸气可能刺激呼吸道和眼睛
戊二醛（GA）	浓度：≥ 2%(碱性) 时间：支气管镜消毒浸泡时间 ≥ 20min；其他内镜消毒 ≥ 10min；结核杆菌、其他分枝杆菌等特殊感染患者使用后的内镜浸泡 ≥ 45min；灭菌 ≥ 10h	1. 内镜清洗消毒机 2. 手工操作：消毒液应注满各管道，浸泡消毒	1. 对皮肤、眼睛和呼吸具有致敏性和刺激性，并能引发皮炎、结膜炎、鼻腔发炎及职业性哮喘，宜在内镜清洗消毒机中使用 2. 易在内镜及清洗消毒设备上形成硬结物质
过氧乙酸（PAA）	浓度：0.2% ～ 0.35%(体积分数) 时间：消毒 ≥ 5min，灭菌 ≥ 10min	内镜清洗消毒机	对皮肤、眼睛和呼吸道有刺激性
二氧化氯	浓度：100 ～ 500mg/L 时间：消毒 3 ～ 5min	1. 内镜清洗消毒机 2. 手工操作：消毒液应注满各管道，浸泡消毒	活化率低时产生较大刺激性气味，宜在内镜清洗消毒机中使用
酸性氧化电位水（AEOW）	主要指标： 　有效氯浓度 60mg/L ± 10mg/L； 　pH 2.0 ～ 3.0； 　氧化还原电位 ≥ 1100mV； 　残留氯离子 < 1000 mg/L。 时间：消毒 3 ～ 5min	1. 酸性氧化电位水内镜清洗消毒机 2. 手工操作：使用专用连接器将酸性氧化电位水出水口与内镜各孔道连接，流动浸泡消毒	1. 在存在有机物质的情况下，消毒效果会急剧下降，消毒前清洗应彻底。尤其对污染严重、不易清洗的内镜 (如肠镜等)，应增加刷洗次数，延长清洗时间，保证清洗质量 2. 应采用流动浸泡方式消毒 3. 消毒后纯化水或无菌水冲洗 30s

注：1. 表中所列的消毒 (灭菌) 剂，其具体使用条件与注意事项等遵循产品使用说明书。
　　2. 表中未列明的同类或其他消毒 (灭菌) 剂，其使用方式与注意事项等遵循产品使用说明书。

姓名： 单位： 学号： 得分：

流程	细则	分值／分	实际得分	扣分原因
准备阶段	内镜清洗消毒操作者操作前的个人防护（手套、护眼罩、隔离衣、口罩、专用鞋）	4		
	内镜清洗消毒物品的准备（如搬运车、整理盒、水槽、毛刷、气枪、水枪、无绒布等）	4		
床侧预处理	1. 检查完毕，关闭光源及气泵，扳动角度卡锁使其恢复到自由位，对具有软硬度调节的内镜，确保其处于最软状态（2分） 2. 立即将内镜外表面的黏液等分泌物用含洗涤剂的无绒布或湿纸巾擦拭干净，顺喷嘴方向擦拭先端（操作方法及顺序符合院感要求，以不污染为标准）（2分） 3. 更换送气送水管道清洗接头，打开气泵并将压力调至"High"（2分） 4. 将内镜先端部置于床旁配置好的清洗液中，反复注水、注气10s，再做吸引，直至引流管流出清亮液体（2分） 5. 整个床侧预处理流程符合院感标准，无污染周围（4分）	12		
内镜转运	1. 依次关闭主机，取下内镜并盖上防水帽，将内镜合理地盘放于运镜车内。从主机上卸下内镜的操作应注意避污（2分） 2. 拿取内镜手法是否正确，内镜转运过程是否正确，主要看是否有污染现象（3分） 3. 脱手套，手卫生符合标准（3分）	8		
测漏	1. 检查内镜外表面有无异常，防水盖是否盖好，测漏接头是否完好，是否干燥（2分） 2. 检查连接测漏器电源，将送气压力调至"High"，检查测漏器接头压力是否正常，有无损坏，是否干燥（2分） 3. 在干燥处连接内镜与测漏器，检查先端部是否膨隆（2分） 4. 待先端充气完成后将内镜全部浸没于水中，取下所有按钮阀门置于清洗液中，用注射器向各个管道注水直至无连续气泡冒出，用纱布去除内镜外表面所有气泡（2分） 5. 从上下左右各方向依次旋转大小旋钮，观察先端部有无气泡冒出（2分） 6. 依次挤压各数字遥控按钮，观察有无气泡冒出（2分） 7. 双手同时旋转大小旋钮，观察旋钮部有无气泡冒出（2分） 8. 将内镜镜身做S型弯曲并观察（2分）	22		

流程	细则	分值 / 分	实际得分	扣分原因
测漏	9. 将内镜静置于水中，观察先端部、插入部、操作部等是否有气泡冒出，时间不少于 30s（2 分） 10. 将内镜从水中取出，排出管腔内水分，擦干测漏器接头部位水分，关闭测漏装置电源，拔出测漏器，待内镜完全放气后，分离内镜与测漏器（2 分） 11. 测漏结束，记录结果及处理方法（2 分）	22		
洗涤剂清洗	1. 将内镜置于按比例配置好的清洗液中，用海绵刷（泡棉）或无绒布反复抹洗外表面。顺喷嘴方向擦拭先端，注意由洁到污的顺序（2 分） 2. 刷洗内镜 3 管道，两头见刷子，看刷洗角度、回抽方法、清洗刷头是否正确（3 分） 3. 小毛刷刷洗各管道开口及操作部（2 分） 4. 安装灌流器，进行灌流冲洗时间应不少于 2min（或满足厂家使用说明书）步骤正确，检查先端喷嘴及钳子管道口出水通畅（2 分） 5. 用小毛刷刷洗内镜各按钮阀门，清水冲净后置入超声波震动洗涤 5min（3 分） 6. 清洗液一用一弃，大小毛刷一镜一换，消毒后方可用于下一条内镜（2 分）	14		
漂洗	流动水下反复抹洗镜身，接上全自动灌流系统进行清洗，检查步骤正确	2		
	高压气枪彻底吹干管腔内的水分及内镜表面，吹干腔道至少不能 < 30s	2		
消毒	1. 遵循产品说明测试消毒剂浓度。将内镜及按钮阀门全部浸泡在消毒液中，去除表面气泡，全自动灌流消毒，检查先端部出水情况，消毒时间遵循所用消毒剂说明（3 分） 2. 更换手套从消毒液中取出内镜并注意避免污染（2 分）	5		
终末漂洗	1. 流动纯净水冲洗内镜及按钮阀门，用无菌的无绒布清洗内镜外表面（2 分） 2. 更换一条消毒后的灌流管并连接内镜，接上全自动灌流系统进行清洗，吹干腔道，步骤正确（3 分） 3. 反复灌流冲洗时间应不少于 2min（2 分）	7		
内镜干燥及储存	1. 将内镜移至干燥台，高压气枪吹干内镜内外表面（2 分） 2. 用注射器向各个腔道注入 75% 乙醇（2 分） 3. 用酒精纱布擦拭镜身及按钮阀门（2 分） 4. 用无菌的无绒布擦干内镜外表面，气枪吹干内镜各管腔及旋钮部位，注意用纱布遮挡先端部及操作部管道开口处，防止水分飞溅（3 分） 5. 安装好所有按钮阀门将内镜置于清洁转运车，备用（2 分） 6. 当日不再使用的内镜垂直悬挂于内镜储存柜，按钮阀门置于无菌容器中保存（2 分）	13		
熟练度	床侧预处理、测漏、洗涤剂清洗、漂洗、消毒、终末漂洗、内镜干燥及储存 7 个单项，每项操作熟练（1 分）	7		

注：总分 100 分，90 分以上为合格，其中蓝色标识分数得分不能少于 25 分（共 31 分）。整个流程看操作熟练程度及流畅连贯性，总操作时间应低于 25min，超过 25min 不予通过。单项操作不熟练扣 1 分。

参 考 文 献

［1］张琼英，胡兵 . 消化内镜护士手册［M］. 北京：科学出版社，2021.

［2］薛彩霞，申风俊 . 1698 例胃溃疡的临床，内镜特点及胃癌检出率分析［J］. 2022，8(8)：29-31.

［3］中华医学会消化内镜学分会儿科协作组 . 中国儿童胃镜结肠镜检查规范操作专家共识［J］. 中华消化内镜杂志，2019,36(1): 4.

［4］中华医学会消化内镜学分会儿科协作组，中国医师协会内镜医师分会儿科消化内镜专业委员会，李兆申，等 . 中国儿童消化道异物管理指南 (2021)［J］. 中国循证医学杂志，2022,22(1): 17.

［5］徐佳昕，蔡明琰，刘斌，等 . 氩离子凝固术在消化内镜治疗中的应用［J］. 中华消化内镜杂志 . 2017, 34(8): 602-606.

［6］任佳佳 . 消化内镜下氩离子凝固术治疗胃十二指肠出血的疗效研究［J］. 实用临床医药杂志，2019, 23(17): 107-109.

［7］谢宏民，李佳璇，钟永锋 . 内镜下黏膜切除术对胃肠道息肉患者免疫功能的影响［J］. 吉林医学，2022, 43（02）：366-368.

［8］王立玮，王建宁 . 内镜下黏膜切除术治疗胃肠道息肉样病变临床效果探讨［J］. 国际感染病学 (电子版),2020,9(02): 140.

［9］李娜珊，周影，李平 . 一例直肠息肉合并乙型血友病患者 EMR 术后迟发性出血的护理体会［J］. 上海医药，2022,43(06): 34-36.

［10］席慧君，张玲娟 . 消化内镜护理培训教程［M］. 上海：第二军医大学出版社，2021.

［11］杨云生，刘庆森，王志强，等 . 实用消化内镜新技术［M］. 北京：人民军医出版社，2014: 3-6.

［12］王贵齐 . 消化道早癌内镜黏膜下剥离术［M］. 北京：人民卫生出版社，2019.

［13］王萍，徐建鸣 . 消化内镜诊疗辅助技术配合流程［M］. 上海：复旦大学出版社，2016.

［14］李兆申 . 长海消化临床工作手册［M］. 上海：第二军医大学出版社，2019.

［15］赵治彬，孔宏芳，王娟 . 内镜经黏膜下隧道肿瘤切除术治疗上消化道黏膜下肿瘤的临床研究［J］. 2018，24(12): 104-107.

［16］谭玉勇，彭东子，刘德良 . 经口内镜下肌切开术治疗贲门失弛缓症操作要点及其现状［J］. 中华消化内镜杂志，2016, 33(7): 425-428.

［17］骆洁丽，张超黄，封博 . 超声引导经皮粗针穿刺活检与超声内镜引导下细针穿刺对胰腺占位性病

变的临床价值［J］.中华超声影像学杂志，2019, 28（09）: 771-775.

［18］陈军，汪志明.鼻肠管放置技术在临床营养支持中的规范化应用［J］.肠外与肠内营养，2020,
27(04): 193-195.

［19］李兆申，方军，柏愚.消化内镜技术在胆道疾病应用现状及发展趋势［J］.中国实用外科杂志，
2017, 37(08): 829-831.

［20］李鹏，王拥军，王文海.ERCP诊治指南(2018版)［J］.中国实用内科杂志，2018, 38(11): 1041-
1072.

［21］范慧宁，陈尼维.支架在消化道狭窄治疗中的应用研究进展［J］.胃肠病学和肝病学杂志，2014,
23(11): 1359-1361.

［22］刘艳红，张宏，王翠玉.高龄患者经皮内镜引导下胃造口术的护理［J］.临床误诊误治，2010,
23(S1): 110.

［23］曹丽娟，林华.经皮胃镜下胃造瘘术的临床应用及护理对策［J］.吉林医学，2007(12): 1389-1390.

［24］陆晓恒.检查前针对性指导对胃镜检查中不良反应的影响［J］.临床消化病杂志，2020, 32(02): 119-121.

［25］王珂，张蕾，彭瑞霞.含服盐酸达克罗宁胶浆后不同间隔时间行胃镜检查对患者咽喉部刺激及去
泡效果的影响［J］.右江医学，2019, 47(11): 846-850.

［26］王靖.结肠镜在大肠癌早期筛查诊断中临床效果观察［J］.中国医疗器械信息，2020, 26(18): 151-
152.

［27］徐延恩，谢文，赖尾益，等.普通胃肠镜与无痛胃肠镜的临床应用价值［J］.深圳中西医结合杂志，
2017, 27(22): 68-70.

［28］潘菲.无痛胃肠镜在消化道疾病检查中的应用［J］.医疗装备，2021, 34(22): 71-72.

［29］杜奕奇.2018年版《中国小肠镜临床应用指南》解读［J］.医学研究生学报，2019, 32(06): 572-575.

［30］黄丹丹，吕志发，刘勤芬.双气囊小肠镜检查中的护理配合［J］.当代护士(中旬刊), 2019,
26(05): 104-107.

［31］武利萍，韩大正，仝甲钊，等.超声胃镜在上消化道黏膜下病变诊断中的应用［J］.罕少疾病杂志，
2021, 28(04): 57-58.

［32］熊兴波，樊淑梅，江镇州，等.胶囊内镜在胃肠道疾病中的诊断价值研究［J］.中国实用医药，
2021, 16(19): 85-87.

［33］姜汶束，乔丽娟，杨明，等.健康宣教在胶囊内镜检查中的应用［J］.西南军医，2021, 23(Z1): 451-
453.

［34］赖跃兴，徐萍，徐凯，等.胃镜精查提高早期胃癌检出率的研究［J］.胃肠病学和肝病学杂志，
2019, 28(01): 29-33.

［35］叶小峰，张晓琦，居凌云，等.内镜精查对胃低级别上皮内瘤变早癌筛查的价值［J］.胃肠病学，
2020, 25(05): 295-297.

［36］陈丽.浅析内镜下上消化道异物取出术的护理配合［J］.影像研究与医学应用，2017, 1(14): 193-
194.

［37］何琳娜.上消化道异物取出术的手术配合及护理观察［J］.中国现代药物应用，2017, 11(02): 144-146.

［38］吴嘉骏，王繁麟，葛卫文，等.胃造口术在头颈肿瘤进食障碍病人中的应用［J］.肠外与肠内营养，2019, 26(05): 296-299.

［39］阎勇.经皮内镜下胃造口术后护理要点探究［J］.中国医药指南，2020, 18(32): 142-143.

［40］黄建鑫，张华芬，李明.内镜下黏膜下切除术(EMR改进型)治疗结肠息肉的临床效果分析［J］.中国社区医师，2022, 38(08): 7-9.

［41］高华，刘靖正，何杰，等.内镜下球囊扩张与放射状切开术治疗上消化道良性狭窄的短期效果评价［J］.中外医学研究，2020, 18(29): 15-18.

［42］沈伟娟，刘艳明，仇建华，等.精准护理措施在临床留置胃管中的应用效果观察［J］.医学信息，2018, 31(12): 173-175.

［43］刘文娟，原丽莉，康艳，等.内镜治疗食管胃底静脉曲张破裂出血281例临床分析［J］.山西医药杂志，2018, 47(15): 1793-1795.

［44］崔晴.综合护理干预在ERCP患者中的应用效果研究［J］.基层医学论坛，2022, 26(03): 33-35.

［45］徐菱遥，杨丙信，杨黎冰，等.内镜下消化道支架置入术治疗消化道狭窄的临床效果［J］.临床医学研究与实践，2020, 5(34): 111-113.

［46］彭江琼，唐晓铃，周玲，等.鼻空肠管肠内营养在ICU患者中的护理研究［J］.中国现代药物应用，2018, 12(07): 213-214.